品成

阅读经典　品味成长

给心情涂上颜色

涂上颜色

乐炎 著

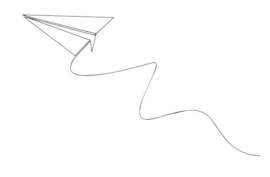

人民邮电出版社

北京

图书在版编目（ＣＩＰ）数据

给心情涂上颜色 / 乐炎著. -- 北京 ：人民邮电出
版社，2023.8
　　ISBN 978-7-115-61774-3

　　Ⅰ．①给… Ⅱ．①乐… Ⅲ．①精神疗法－通俗读物
Ⅳ．①R749.055-49

　　中国国家版本馆CIP数据核字(2023)第084598号

◆ 著　　　　乐　炎
责任编辑 郑　婷
责任印制 陈　犇

◆ 人民邮电出版社出版发行　　北京市丰台区成寿寺路 11 号
邮编 100164　　电子邮件 315@ptpress.com.cn
网址 https://www.ptpress.com.cn
北京瑞禾彩色印刷有限公司印刷

◆ 开本：880×1230　1/32
印张：7.5　　　　　　　　　　2023 年 8 月第 1 版
字数：134 千字　　　　　　　 2023 年 8 月北京第 1 次印刷

定价：59.80 元

读者服务热线： （010）81055671　印装质量热线： （010）81055316
反盗版热线： （010）81055315

广告经营许可证：京东市监广登字 20170147 号

我曾因抑郁症而跑步，并通过跑步对抑郁症进行了有效控制。和作者乐炎一样，我希望把有效的治疗抑郁症的方法分享出来，让大家开始正视并积极应对抑郁症带来的苦楚。在人生这场长跑中，跑得越慢，才能跑得越远。

——毛大庆，优客工场创始人兼董事长、

优享创智创始人兼董事长

《给心情涂上颜色》是一部特别的小说，它特别体贴那些陷入消极情绪的读者。人被负面情绪困住时，往往很难阅读复杂内容，甚至动都不想动一下，就像一台 CPU 过载的计算机。而这本书只是讲述了一个简单且温情的故事，不烧脑、不劳神，却能为你的心情涂上温柔的颜色，帮助你重新找回内心的宁静。

——黄菡，前《非诚勿扰》嘉宾主持、社会心理学博士很多人常说"喜剧的内核是悲剧"，这只是在作品层面上。其实，在生活中，不少喜剧演员也曾身陷抑郁的泥潭。从金·凯瑞到罗宾·威廉姆斯，那些带给人们欢乐的笑脸下，都藏着一个破碎的灵魂。希望这本书能够唤起更多人对抑郁情绪的关注，虽然表现形式大相径庭，但它和我们的相声一样，都在努力给人们的心情涂上快乐的颜色。

——高晓攀，演员、相声演员、导演

我很高兴能读到这样一本关于抑郁症的书。没有晦涩的文字和概念，却在字里行间让人感受到了治愈的力量，学习到了治疗抑郁症的方法。

——蒋方舟，中国青年作家

乐炎的初衷是帮助所有患者摆脱抑郁症的病耻感，鼓励和她有相同经历的患者积极配合治疗。她希望自己能成为带你走出黑暗的引路人，带你感受生命的五彩斑斓。

——路彬彬，《名人堂》节目出品人、
资深主持人、制作人、彬彬帮创始人

目录

第一部分

面对

生活变成了灰色的

突然那种感觉又来了……脑子很混乱，简直没办法思考。

Gaga 不自然地皱起眉头。

汽车轻微摇晃了几下，坐在旁边的 Gaga 的老公文森正在打电话，对此并没有在意。

急刹车声响起。Gaga 由于失神，差点儿蹭到旁边的车。她整个人沉浸在刚刚那种感觉里，难以自拔，有时候连窗外被风吹起的树叶都令她感觉不安。她望向远处，树上的枝叶茂密到几乎看不见缝隙，天空颜色黯淡，如同一张才放映完电影的幕布。

最近 Gaga 总会莫名地感觉不舒服，看到的东西都越来越狭窄，而且不知几次了，总是会想到和死亡有关的一切。

她按下车窗，挺直上身，仰起下巴，调整呼吸……她感觉脖子好像被卡住，牙齿紧紧咬合，胸腔积压着一股热气，却怎么也呼不出去。越压，胸口越疼……

回想一下这种情况已经出现很多次了，在突然说话时、在别人的目光注视她时、在突然被打断时……

突然，身后尖锐的喇叭声响起，刺痛了她脆弱的神经，使她的脑袋一阵疼痛。她觉得自己的车就像小时候在游乐园里坐过的一种游乐设施：人坐在座位上翻滚旋转，一会儿头朝下，一会儿脚朝下。那个游戏项目，大概是叫"吃惊房屋"。那时候 Gaga 是和姐姐一起玩……

她把车停在路边。

此刻文森歇斯底里的声音在身边响起，把她从幻觉中拉了回来。文森的话音带着几许悲凉和无奈，和平时 Gaga 所熟悉的声音完全不一样。极其在乎面子的老公，如今这样，真让她心痛。

等老公安静下来，Gaga 才慢慢地说："听说他也不容易，他妻子有了精神问题……"对于 Gaga 心事重重的样子，文森并没有觉得有什么异样。

"想当年大家那么好，怎么会这样？"

Gaga 到现在都记得他们结婚时，朋友为他们忙前忙后的样子，他们全家都当朋友是文森的亲兄弟，从来没有防备。去年朋友找文森借钱做生意，文森二话没说就借了，结果后来才知道这是朋友弄的庞氏骗局……

除此之外，Gaga 经历的每件事情都不顺利，哪怕只是简单的交流都和别人误会重重。而且这种艰难的状态一直在持续，没有向好的趋势。Gaga 也不知道问题究竟出在哪里。

她感觉皮肤滚滚发烫，额头布满了细密的汗珠，有一股愤怒郁结在心中。她的头、颈、肩膀、腰感觉生硬而疼痛。身体仿佛在和自己说话，告诉 Gaga 它很不舒服。Gaga 拿纸巾擦了擦汗，老公意识到了，转过头看着她："怎么了？那种感觉又来了吗？"文森的声音温和下来，摸了摸 Gaga 的额头。

"没事。"

"想象呼吸像一朵莲花，一起一伏，花开花落……"

"算了，刚刚又差点儿追尾。"

"你休息一下，我来吧。不舒服就休息……"

Gaga 揉了揉疲惫的双眼，然后深吸一口气，握紧方向盘，顶着巨大的压迫感，以及眩晕不止的脑袋，一脚油门踩下去，一口气开回了家。

而在她眼里，自家屋子就像一张黑白旧照片：背景是黑色的，屋里的每一件物品是灰色的。那些书上堆积着的灰尘、没有清洗的衣服的味道、空气中流淌着的往日的心血，从屋门打开的一瞬间，都朝她奔涌而来。

她把书包挂在置物架上，麻木地去找床。她总是一个人躺在床上，大部分时间对着发灰的天花板发呆，那种幽暗的灰色就像她不堪一击的现在，就连窗台上摆放着的永生花都变得没有生命力。

半新不旧的玫瑰，放在精致小巧的民国风花瓶里。花茎迷茫而困顿地倒在修长的瓶口。一枝花的花瓣已经泛出锈色，就快要掉到台面上。它是鲜花，却即将枯萎，即使努力挽留，也只是徒劳。

最近 Gaga 总盯着一张画看。老公问她有什么看头，她也不说话，只是安静地坐着，把头放在双腿上，双手紧紧抱着腿。

那是文森小时候画的，Gaga 还裱了起来。画中是一只大狮子，用红黄蓝橙四种鲜明而反差极大的颜色画的水彩画。狮子尾巴上翘，眼睛像大蚕豆，眉心一缕纹理高高挑起，张大嘴巴，露出尖锐的牙齿，霸气威猛。

Gaga 关掉所有的灯，只留一盏照着那幅画。她的碎发凌乱地映在墙壁上，乍一看就好像是狮子的胡须，让那家伙更显张牙舞爪。

在暗淡的灯光下，Gaga 的表情就像一幅生硬的素描：一半面孔在阴影中，流露出悲伤的神态；而另一半模糊不清，难以看穿。

人活到一定年纪才会有这样的能力，无论内心怎样发狂、不安，表面上都波澜不惊，不着痕迹。

可是相比那样的年纪，Gaga 显然要年轻很多。

有人说，那是成熟。

Gaga 觉得那是因为他们知道自己的无奈是源于很多事情，而不是单一的某一件。但他们不知道的是到底是什么困住了他们。就像现在的 Gaga 一样，找不到答案。

家里电视和电脑都没有开，窗户紧闭，只能听见拖鞋偶尔摩擦地板的声音。

没错，这就是 Gaga 的生活。

"去睡觉吧，Gaga。"文森从手机前抬起头。

"嗯……"

每当老公叫 Gaga 去睡觉时，Gaga 就会迟疑。

"Gaga 你应该去睡觉了，别看了……"

过了半天，Gaga 转过头来，面露疑惑，冷冷地回答："你在说什么呢？"

文森又说了一遍。Gaga 急忙把耳朵捂上，蹲在地上。

"为什么一直逼我？"她小声嘟囔。

文森刚要走过来，Gaga 突然站起来，抬手指着他，让他不要过来。

"Gaga，你这是怎么了？"

"为什么？你老是逼我，强迫我做这个、做那个？"

"我……"

"你，刚才说什么来着？"

"Gaga，你这是怎么了……"

"文森，你别再刨根问底了！我很累了，能不能让我安静一下？"

Gaga 觉得头发晕，脊背发热，整个人像被挤压着一样，快要窒息了。

文森看她面色发红，整个人很奇怪的样子，站在原地惊呆了。这不是平时的 Gaga。

他不敢再说话，也不知道接下来该怎么办，只能怔怔地看着Gaga。

Gaga 不知道为什么会这样，欲言又止之后，回到卧室里。她特意轻轻关上门，听文森离开的脚步声响起，才有气无力地滑到地板上，背靠着门。

前段时间，Gaga 总是睡不好。脑子里的事情一件接一件地跳出来，全身都随情绪紧绷。翻来覆去，来来回回，总是快到天亮才能勉强睡一会儿。以前也出现过这样的情况，但都是过一段时间就好了。

起初 Gaga 没太在意，但失眠越发厉害，每到晚上烦躁的情绪缠着她，床和沙发要不停换着睡，甚至睡在飘窗上。

然而，依旧还是睡不着。就这样，Gaga 一夜夜看着自己的样子映在路灯的微光中，原本明亮的眼睛，越来越没有灵性。她肿着眼皮，撑到天蒙蒙亮，感觉身体渐渐隐去，直到自己也看不清自己……

Gaga 觉得自己深深地坠入痛苦中，开始服安眠药。从偶尔服用，到几乎药不离手，结果不仅没有好转，反而如今只要一躺下，没有药就紧张。整个人像被绳子捆绑住，无法呼吸，Gaga 不知道该怎么来挣脱这种恐怖的感觉。

Gaga 的情绪越来越低落，做什么都提不起兴趣。夫妻俩有多久没有笑过一下？更别说坐下来吃顿安心饭。Gaga 觉得生活不幸福，工作不顺心，身边所有人都满怀恶意，活着只剩一颗冷漠麻木的心。

半个月的时间里，Gaga 的失眠一天比一天严重。深深的黑眼圈，像被熏黑的洞。

很多夜晚，在漆黑的屋子里，Gaga 躺在床上一动不动，头顶挫败感，就连呼吸都是焦虑沮丧的。胸口像被什么东西压住，喘不上气。听说婴儿生下来就是用肚子呼吸，可 Gaga 试了几次都失败了。不能呼吸的感觉越来越明显……

她辗转反侧间总在思考：在一条路上认真努力，真的能够有更好的生活吗？比如自己的老公……Gaga 觉得老公消瘦了很多，他总是不厌其烦地付出，反反复复为了一个目标。每次失败之后，又从头再来。她一直都支持老公，但这一次不确定了……

Gaga 不再喜欢玩，不再喜欢热闹。曾经的她周末总要和朋友一起去看几场电影，再去找一家喜欢的餐厅吃饭，畅谈对电影、对生活的种种想法。Gaga 的笑声特别清朗，笑起来有两个圆圆的小酒窝，开解别人的话一套一套的。自己遇到不开心的事难过一阵子，也就没事了。

而 Gaga 如今食不知味，体重也跟着往下掉。从家到家门口的银行才几步路，走起来都感觉疲惫不堪。

盘古开天地，为世人带来了光明，然而 Gaga 却感觉不到。她渐渐对一切失去信心，没有事情能让她感到高兴，没有期待，只有无穷无尽的忧郁和担心。周围朋友问她是不是生病了，她说不可能。

Gaga 活在自己幻想的世界中，想着各种最糟糕的结果。她觉得床成了战场，为了安睡一晚，她换了一个又一个地方，妈妈家、公婆家，甚至酒店。她总是盯着自己的呼吸，现在简单的呼吸竟也出了问题，频频困扰她。Gaga 只能一遍遍反复练习呼吸，想着呼吸的原理。Gaga 自言自语："这是怎么了，我会不会死……"

不知不觉中，Gaga 的生命仿佛静止了一样。"我为什么会这样？"她一遍遍问自己，越想就陷得越深，如同掉进思维的黑洞，和现实世界一点点远离。她如同行尸走肉一般，听觉、嗅觉、视觉……一个接一个地失去原有的灵敏。

"死"这个念头，在 Gaga 头脑中出现的频率越来越高。

终于有一天她承受不了了，蹲在地上崩溃大哭。

"去看看病吧，Gaga？你肯定是病了。"

"我从来没有这样的感觉……"

"吃点药调理一下吧。"

"是吃药的问题吗？"

文森无言。

"我……没有让你生活好，是我不对。"

"别再说这些了，只会让我喘不过气。"

"你不是真的要去……"

"文森，我不知道该怎么办。这就是现在的我！"

文森不再说话，低垂着头，用手肘支撑着脑袋，绝望地闭紧双眼。屋子里没有声响，只有哀伤在绝望地嚎叫。

"Gaga，你会不会是得了抑郁症？"虽然文森不想提，可是一直逃避这个问题结果可能会更糟糕。

　　"我抑郁了？"Gaga 反复问自己。

　　她急忙去找手机，可是哪里都找不到。越着急，就越想不起手机放在了哪里。

　　她大骂，甚至诅咒……诅咒她的手机。她来回在屋里翻了好几遍都没找到，累得一屁股坐在地上，突然感觉被什么东西硌了一下，才想起来在口袋里找手机。

　　被诅咒的手机出现了。Gaga 恨这个手机——她觉得自己的不开心都是手机带来的，她举起手机想把它砸了，可想想又不行。回想起来，曾经手机几乎成了她的全部。可是，为什么最近总是碰都懒得碰，看也不想看？是不是对手机失去了兴趣，就意味着对一切失去了兴趣呢？

　　Gaga 一边想着，一边赶紧去搜索……在手机上打出"抑郁症"三个字。

　　紧接着，关于抑郁的定义、表现、案例，一时间像洪水一样涌向 Gaga，她在其中挣扎，无力地挣扎……

　　她觉得自己条条都中：超过半个月不开心；长期失眠；体重下降；感到恐慌……

　　她自言自语："这不可能吧？"

网上还有很多自测题，连一些间接判断是否抑郁的试题，她也不放过。结果，无论怎么做，答案都显示自己是有病的。

信息一条接一条地向她推送，手机叮咚叮咚响个不停，Gaga 越看越害怕，越看越觉得自己没救了。

她手一松，手机啪的一声掉在地上，然后 Gaga 彻底瘫倒在床上。

Gaga 把文森赶出卧室，她恐惧极了！

不知道是不是夜太黑，眼前看不见东西，Gaga 陷入了黑暗，她怎么也不相信，自己会这样！

她想起了年少时的自己，总是透过床前小小的玻璃窗仰望一排排新起的摩天大楼。

她又想起了画上的那只狮子……那只狮子就是梦想的化身。它特别像以前的 Gaga，无所畏惧，永远都在追求成功，在芸芸众生之中寻找自己的一席之地，永远充满活力，为自己而战！

她是多么不甘心……不愿认输……

Gaga 颤抖着双手把药拿在手中。

她一边哭，一边准备吃药。

这时手机再度响起……

接下来该怎么做？她突然难以抉择。

她还是选择挂掉电话，又想起来应该吃药，可是再一看药找不到了！哪里都没有。难道已经吃了？"我吃了吗？我到底吃没吃呢？" Gaga 反复问自己。

　　绝望和恐惧像一把火，烧光了勇气，属于 Gaga 的生命力也已经被烧成了灰烬。天一亮，Gaga 用最后一点余烬之力来到医院……

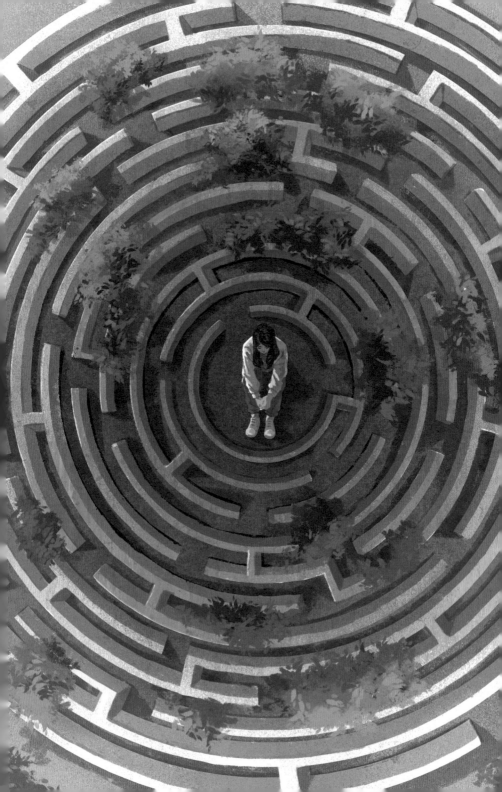

Q&A

问题一：心情不好是抑郁症吗？

心情不好不等于抑郁症。

每个人都有心情不好的时候，情绪的波动是正常的，没有波动才是不正常的。

确切来讲，每个人都会有抑郁的状态，但抑郁不等于抑郁症。抑郁是一种正常的情绪表现，每个人都会有，在不同的时期都可能会经历。而抑郁症是心理疾病的一种，痛苦程度更深、持续时间更久，甚至会影响到患者的社会功能（如生活、工作、学习和人际交往）。

心情不好不等于抑郁症，情绪低落只是抑郁症的核心表现之一。除了创伤性事件外，抑郁症往往是因长期的负面情绪积累而爆发。如果情绪的积累超出了人的心理荷载，生活中的某个方面就会被撕开口子，诱因不是这个"甲"，也可能是那个"乙""丙""丁"，这一切不过是一个导火索。

所以，不要执着于这些表象问题，而要看清抑郁症的本质，我们要做的是不断地改变这颗容易生发情绪、积累情绪的心，改变这种不健康的心理模式，而不是一味地纠结于看似造成抑郁的表象问题。当心安定了，我们会发现，那些看似造成我们抑郁的问题，往往变得不再是问题，自然就放下了。

仔细看一下抑郁症发生的机制：心情不好，就觉得烦，越烦越抵触，不想干活、不想上学，看什么都是灰色的……起初的心情不好，自然而然关联到"烦"的想法上，继而升级到看什么都不顺眼，抑郁的症状逐渐泛化……

如果不拆解这些症状，它们就会被我们无意识地做乘法；而当我们试着去拆解时，它们只是一个一个的表现，只是加法模式，只是心情不好。

问题二：如何缓解失眠困扰？

睡眠的本质是休息。休息就是允许自己"不休息"，放松就是允许自己"不放松"。真正失眠的人最懂为什么要这样讲，因为越想放松越放松不了，越想睡越睡不着。

失眠的焦虑、恐惧反复出现，各种担心轮番上阵，它想怎么攻击就怎么攻击、身体想怎么难受就怎么难受，通通接受它们的存在。注意，接受不是说要认同焦虑、担心等想法、念头，而是沉住气、不与它们较劲，允许这些状况发生。既不执着于消除它们，也不跟它们走，以免被带跑偏，我们可以像旁观者一样，见证想法发生、发展、消失的过程，见证它们的起起落落。

同时，不跟它们针锋相对，采取另一种战法：借助"观呼吸"，做到"允许"，做到自然入睡。观呼吸需要把注意力放在呼吸进出上，除了呼吸的进出以外，对其他的一切只是保持觉知（知道），保持平等心（不纠结、不纠缠的心）。

具体步骤如下。

第一，像平时睡觉一样，躺在床上闭上眼睛，然后，将注意力专注于鼻孔处，持续不断地去观察（觉知、感觉）鼻孔的呼吸进出。

第二，就只是单纯地观察当下的一呼一吸。不管呼吸是长、是短、是冷、是热、是粗、是细，还是经过了左鼻孔或右鼻孔，总之，感觉到什么样的呼吸，就接受什么样的呼吸，对所感受到的呼吸现象，就只是保持平等心。

第三，在观呼吸的过程中，头脑里会反复出现各种念头、想法，或是内在浮现出种种感受。其中出现频率最高的，可能就是令我们失眠的焦虑、烦躁或其他情绪。我们会发现，在观呼吸的过程中，注意力无法持续专注在呼吸上，总是一不留神就会跑偏，一会儿跑到这个念头上，一会儿又跑到另一个念头上，总是会控制不住地胡思乱想。然而，这就是我们心的习性模式。这个观呼吸练习，就是为了改变这种习性模式，使心安定下来。

因此，我们需要做的就是对当下的心理活动保持觉知，并且保持平等心。当你觉知到注意力跑偏了，或是又开始纠结、胡思乱想的时候，就不再想它，不再管它，保持平等心，继续让注意力回到呼吸上就行了。对于头脑中所出现的任何念头、想法，或是内在浮现的种种感受、情绪，都一律保持平等心。不陷入主观的联想、思考或判断，不去理睬、不去参与，让一切自由来去，就好像除了呼吸的进出以外，其他的一切都和自身没有关系。我们只是持续不断地专注在呼吸的进出上。

这个练习过程很简单，不需要做任何身体动作，更不需要任何外部的辅助，就只是躺在床上闭上眼睛，观察当下呼吸的进出。只要坚持以上要点，很多时候就会在不知不觉中睡着了。

确诊了

　　Gaga 的工作是写作，然而她付出了大量心血，小说却没有流量，所有的期待和努力都石沉大海。付出的日日夜夜就在眼前，可脚下的路已经走到尽头。

　　不仅工作不顺心，辛苦赚的钱也全被她和文森的朋友骗走。一睁眼就是消费贷款和房贷，还不上房子就会被拍卖，各种难题一个接着一个。朋友的电话要么打不通，要么打通了就是无休止的扯皮。曾经因为这个事情她和文森争吵了无数次也没有结果。

　　在这样的情况下，Gaga 又生病了。

　　医生诊断 Gaga 为抑郁症，给她开了药，并提供了针对病症的很多专业意见，为她开始了系统治疗。

文森把 Gaga 送回家。Gaga 像只受到惊吓的小鸟，停止了鸣叫。

遵医嘱做的第一件事是把 Gaga 手机里所有能搜索的 App 都删除了——为了不再人为制造恐慌。

第二件事就是希望 Gaga 能暂时停止工作，或使眼下的生活节奏慢下来。

她不停地问医生："我还能好起来吗？"

答案是大部分人都能战胜自己。

医生用了"战胜"这个词。Gaga 想这难道是一场战争吗？她该如何是好呢？

"天哪，我这是怎么了？怎么会变成这样？"

她脑子里不停地想着那几个词语：偏执、焦虑、认知障碍。

医生给 Gaga 做了专业的心理测试，这些词显示的正是 Gaga 的问题所在。

可 Gaga 觉得自己只是状态比较差，怎么就成了抑郁症呢？

一个星期下来，Gaga 虽然按时吃药，但并没有明显好转，状态依然是紧张焦虑。她的精神很差，体力极其有限，哪怕只是拿起电脑打几个字都不行，整个心仿佛悬在半空中。

她又开始不停地问文森："我还能好起来吗？"

文森总是笑 Gaga 神经兮兮。

"当然会好。"

得到的答案越肯定，Gaga 就越怕文森只是为了安慰她。她现在既怀疑，又恐惧，变得对病情盲目，对自己的所作所为失去判断。她每天都问自己："我抑郁了？怎么会这样？"

当然，文森就是安慰她的，其实面对眼前的状况，他自己根本毫无方向。这是他们从没遇到过的事情，文森其实比 Gaga 更紧张。

"不然我们走出去，也许换个地方能……好一点。"

"让我静下来重新思考？"

"对，我们出去……"

Gaga 认为可行，于是决定离开，打算在没有彻底疯掉之前，躲开眼前的一切，到一个没人认识的地方，放松地大口呼吸，哪怕只有一天、一小时也好。这对她来说是眼前最大的奢望。

但她想到文森还有自己的工作，还要维持家里的开销，于是决定自己偷偷出发。

在文森不在家的时候，她开上车，打开地图，追着云彩一路向北，一直开到天空与大地相交的山脚下。对她来说仿佛此地就是世界的尽头了。

纵然大路无限，但她就是想在这里停下来，她决定在一间乡村木屋住下来。

木屋位于山脚下的一个小村落里。马路就在村子边上，民宿的招牌立在村口。Gaga 选了一家门口种花的民宿走了进去。

门口有花，院子里有瓜藤，还有专门喝茶的木桌。两层的小木屋是小型复式，一层是客厅，二层是卧室。主人为了迎接客人的到来四处都布置得温馨整齐，但 Gaga 无心观赏。热心的屋主婆婆说有现成的餐食，笑着招呼 Gaga。晚饭是丰盛的农家饭，可 Gaga 没吃几口就上楼休息了。

大概在子夜时分下了一场雨。湿湿的风吹进屋内，茉莉花的香气阵阵袭来。这使她忆起了儿时家里的院子。Gaga 站起来走到窗边，推开窗户，深深地呼吸，不想放过一丝茉莉香的踪影。小雨打湿了她的刘海，雨水顺着面颊留下来。Gaga 站了不知多久，感觉天都有些亮了。在寂静的山里、在阁楼的茉莉花前、在艾叶味道萦绕的屋中，Gaga 一遍遍问自己："我，抑郁了？"

在这里，爱美的 Gaga 每天头不梳、脸不洗，彻底放飞自我，一个人在陌生的路上走。曾经的 Gaga 留着极短的短发，短发不能修饰缺点，但可以凸显精致的面孔，比长发更有张力。Gaga 的脸型是鹅蛋脸，下巴小巧，鼻子线条流畅优雅，眼睛灵动有神，出门时她的嘟嘟唇上总是涂着鲜红的唇膏。她笑称自己"男女通杀"。过去，她总是笑，有活力，有自信，明确要做的事情就会义无反顾，努力到不能再努力为止。如今她没有目的，没有方向，随心没有心，所欲不知何求。似乎生命中只剩一个原则：只要太阳还能升起，她就还得起床。

这天她从床上昏昏沉沉地醒来，看窗外天气不错，就想要出门转转。她顺着山路开，在迂回蜿蜒的道路上来来回回，在一个个奇异的指路牌的指引下，来到一个地方。

这是一座山间寺庙，从外面看小而平常。风吹雨打没人管理，朱红色的围墙已经褪色。门匾上布满灰尘，看不出历经多少春秋风雨。门口的石狮子羞答答守着，没有威严，亲切得如同个老物件。抬头是面目全非的石壁雕刻，走过斑驳的台阶，推开破旧掉皮的寺门，是一间小殿，未来佛的雕像映入眼帘。殿两旁是哼哈二将，各有香炉供奉，烟火还是有的。乌木檀香一排排整齐地摆放在条案上，供香客使用，不强制收费，给多少全部凭香客自愿。绕过佛像，后面就是寺庙内部。

Gaga 观赏之后，继续走，刚下台阶抬头看，就惊呆了——就好像一个音符突然被叩响，所有的追光都打开，一场华丽的音乐会即将开场那般惊艳。

她发现翠绿俊朗的群山连绵起伏，山峰上横卧着一段古旧的长城，似乎要把整个寺庙包围起来。想必当年这里也曾是阻挡敌人侵犯的关卡。山下是一片恢宏的建筑，由下而上一路延展到半山腰。

这座寺庙是一个三进庙宇，一进是弥勒佛，二进是观音菩萨和地藏菩萨，三进是大雄宝殿。庙宇中的楼阁华丽精美。二进到三进庙宇之间有长长的石梯，像通往天上的巨大阶梯，笔直而上，波澜壮阔。石梯两旁的松柏树精修整齐，从深绿到浅绿层次分明地守护在建筑旁，松柏林中还有一座如同神来之笔一样能俯视群山的高大观音像。

观音像大概有 20 米高，莲花底座约有上千平方米，缥缈神圣地矗立在天空之下、群山之间，默默讲述着历史，承载着文明，以一种震撼人心的力量直指心间。看到这些，就会不由得感叹，究竟人的力量在自然之中有多渺小。

包围着观音像的是一个大的广场，每隔几步就有一座石碑，上面刻满经文，围成一个圆形。阳光照耀时，石碑上的字散发出金色的光芒。石碑的黑色大理石面犹如镜子，把天地万物的姿色鲜明地烘托出来。

广场的东面是一段堤岸，石滩凌乱。岸边的一排柳树簇拥着一棵巨大的银杏树，扬起头都看不到树顶。地面上满是它凸起的树根。它的古老恰到好处地讲述了寺庙居于山中的悠长岁月，颇有福地洞天的灵气。银杏树繁茂的枝叶如同一把大伞，影影绰绰地罩住了小半个广场。阳光从摇曳的绿荫中钻出来，时有时无地闪着明亮的光斑。树枝间垂下来一条条红色的许愿丝带，随不经意的风左右飘动。如遇大风便会相互缠绕一起，难解难分，一如凡夫俗子的万千心事。

Gaga 被一种力量牵引，穿过一间凉亭，路过荷花池，走向广场。在枝叶扶疏的银杏树下，无意间与一个人擦肩而过，那一刻她还没有意识到这个人的出现对她而言意味着什么。

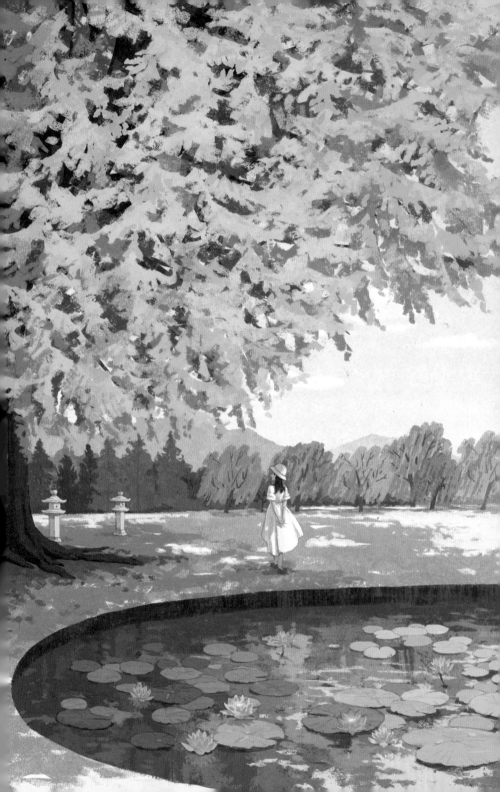

【心理专家问与答】

Q&A

问题一：抑郁症都有哪些表现？

抑郁症有多种表现，常见的症状如下：

（1）心境层面：患者会出现持久的情绪低落、忧郁惶恐、痛不欲生、兴趣减退、悲观厌世、生活信心减退等状态，常常产生无用感、无价值感、无助感及过分自我谴责。

（2）思维层面：思维闭塞、反应迟钝，觉得"脑子像糨糊""头上像顶了个盖子""头像被东西缠着"等，寡言少语、交流困难。

（3）意志活动层面：自我封闭、生活被动消沉、不想做事、不愿与人接触、疏懒、疏远亲友、回避社交活动。

（4）认知功能层面：注意力集中困难、记忆力减退、敏感多虑、协调能力减退、凡事总往坏处想、思维消极。

（5）躯体症状层面：伴有睡眠障碍，疲惫乏力、食欲减退、消化系统紊乱、体重变化；身体某些部位有不适感，如胸闷、气短、心慌、心悸、头痛、头晕、耳鸣、脑鸣、喉咙堵塞、肩痛、背痛等一系列躯体不适感。

以上的症状列举，仅仅是对抑郁症的一个简单描述，这并不代表有以上的部分表现就是抑郁症，更不要擅自给自己贴标签。

对于平常人而言，因生活压力而造成的焦虑或忧郁情绪，也可能会使人出现以上状况，但只要不是持久性的，并且没有严重影响正常生活和工作，那就是"普遍性"的或者说是正常范围内的一种表现，它会随着时间及对生活的投入而逐渐消失。

问题二：什么情况下需要看精神心理科医生？

我们首先要清楚，自己的抑郁症发展到了什么程度。

如果是轻度的，并且自身还能进行一定的调节，那么可以先尝试自我调整。经历痛苦是必然的，这是人生的功课，是心灵的修炼，无法逃避，即便选择专业的心理治疗或帮助，也同样要经历类似的心灵历练。

但如果抑郁症已经发展到严重影响正常生活、工作及社会功能，出现了明显的躯体症状且无法自行调节，那么寻求专业的帮助或治疗是有必要的。忍受和逃避只会令自己的抑郁情况变得更糟，并会导致症状的泛化。

每个人的感受度是不同的，如果不能很好地自我帮助，或者自救效果甚微，及时寻找专业人员帮助是必要的。

意外遇见

　　Gaga 眼前出现了一条很长的路，如果说这是最美的风景，大概也不为过。路两边栽满了茂盛高大的云杉和梧桐。微风万顷时，波涛从身后吹过，自有一种迷人的宁静。走在其中，就像隐没在林海里，失去了真实的感觉。

　　庙里几乎没人。Gaga 来到刻有经文的广场，走了一圈却一个字也看不进去。然后她走到观音像近前，拿起自助的檀香，点了三根，扫码付钱，起身后感觉有点头晕眼花。

　　从这里眺望大雄宝殿，寺庙在山峦与云雾之间。鸽子与白鹭一排排飞过，若隐若现的既视感，让人望而却步。"我的天啊……"Gaga 自言自语道。

这里留给人太多想象的空间，却没有人告诉你心中问题的答案。电话响起，Gaga 却不想看。一定是文森，她不知道应该如何解释，光是思考就让她感到无力，精力仿佛都被抽光了，每走一步都是一种消耗，再没有力气去面对烦琐的生活。

观音像底下是一间客堂。门口搭建了一个古色古香的亭子，铺着深颜色的木栈道。地上摆放着酥油灯、荷花灯。沿着亭子往后面走，过了转角，是一间茶室。茶室有点和式风格，里面的茶间古朴雅致。门口艾草疯长，兰花盛放，可 Gaga 眼睛注视的却是在墙角低着头、即将死去的蔷薇，它们就这样被抛弃，连蝴蝶都不愿再和它们游戏。

要是能忘掉自己的病该多好啊！Gaga 一边走，一边想。

这是不是一个能把自己也忘记的地方呢？

曾经有个人对 Gaga 讲过，人生有很多十字路口，每个阶段我们都会站在路口，重新选择要走的方向。也就是说，不管我们想不想改变，改变都是必然会发生的。

Gaga 想，现在的自己是不是应该改变？可改变的可能性又有多少呢？尤其是现在的自己，连呼吸都那么难，又哪有力气去改变什么呢！

忽然听见"喵喵"的叫声，Gaga 回头一看，原来是一只好看的大花猫在廊下躺椅上打滚。这家伙诡媚地看着人，扭动着圆滚滚的身体，不时舔舔爪子，引诱人前去抚摸它。

Gaga 朝它走过去，那猫马上摇着尾巴，"喵喵"地娇嗔起来。

虽说是野猫，倒有几分可爱的样子，Gaga 心里想着，把手朝它伸过去。

"别摸。它身上有跳蚤。"一个声音在身后响起。

什么人鬼鬼祟祟的？闲事管得倒挺多。

Gaga 回头，顺着声音看去。

只见花丛中一个人跷着二郎腿，优哉游哉地摇晃着。这腿，没有腿毛，还挺白净细长。小腿肚的肌肉紧实有力，一看就是经常锻炼的腿。顺着腿往上看，此人身穿一件长长的袍子，头上扣着一顶巨大的草帽，一双眼睛在帽子下面观察着她。Gaga 用疑惑的眼神看着那个人，等着他把帽子拿下来。

可那人就是不把帽子拿下来。Gaga 不悦，她很后悔，心想根本就不该回头。光是这么站着就已经够累了，再加一个转身，顿时让她觉得天旋地转，有种灵魂快要出窍的感觉。

"上辈子的债，这辈子当了小弃宠，你说惨不惨？啧啧……"声音在身边响起。她环顾四周也没有其他人，看来说话的必定又是他。

Gaga 不想搭理他，于是又转身逗猫。

那个陌生人不知何时已经悄悄来到 Gaga 身旁，脚步像猫一样轻，等 Gaga 发现时他已经走到近前。Gaga 看向他，那个人顽皮地做了一个鬼脸，咧开嘴，对着她笑，笑得牙龈都露出来了。

真讨厌啊。Gaga 急忙往一旁错了两步，拿出手机去给小猫拍照，不想与他搭话。

"你好啊。"

"你好，你是这里人吗？" Gaga 倦怠地问道。

"我？我是一个……闲人！"那个人面露自豪地回答，就好像他做了一件很伟大的事情，等着别人献上赞美之词。

这个人脸上的皮肤晒得黝黑发红，没有腿那么白嫩。留着短寸，戴一副大圆眼镜。大脑门很亮，中间有一小块瘪进去。三角眼，眼白少，笑起来露出牙龈，一副无忧无虑的神态，好像世间烦恼都与之无关。从面相看，这个人气质平和，从长相来看，五官还算标志，但有一种似有似无的复杂隐藏于眉宇之间，年龄应该不会太小。

他身上的褐色袍子不知穿了多久，是那种洗旧了之后，色彩褪去泛着苍白的颜色，大概有点接近卡其色，反倒成了时下流行色。

他身上挂着一串长长的珠子，每一颗都是朱红色，上面刻着像眼睛一样的图案。和衣服不同，这些珠子每一颗都很亮。他很自然地把一只手搭在珠子上面。

他趿拉着黑色布鞋，布鞋上面落有不少尘土。一只脚上穿着厚厚的袜子，另一只脚光着。

看其打扮，男女不太好区分。虽然他身在寺庙，但又不像和尚那般稳重；说他是农民吧，那双嫩腿又没有被太阳和风雪亲吻过的痕迹。一个莫名其妙的人，只有腿最显眼，Gaga 在心里给他贴了个标签，就叫他"腿僧"吧。

在 Gaga 打量这个人的时候，他也在好奇地看着 Gaga。这时从背后施工的地方飞过来一阵尘土，让腿僧置身在飞扬的沙石中间，他笑得无忧无虑，就像水里的鱼、天上的鸟一样恣意，Gaga 竟怀疑眼前这一切是不是真实发生的。

Gaga 把脸别了过去，仿佛腿僧的目光能看穿她，发现她胆怯的内心。

"哦，喜欢小动物啊。"腿僧的目光越过 Gaga，望向小猫，"那边还有只狗，你要拍吗？"

多事！Gaga 心想。她冷漠地摇摇头，见他站着不走，就自己往前走。

腿僧大步流星跟了过来，也不管 Gaga 有没有听，就滔滔不绝地介绍起这里，看着他眉飞色舞、活力满满的样子，Gaga 真有点妒忌。

腿僧说这间寺庙叫神峰寺，香火从唐朝时期一直延续到现在，寺庙被毁坏并修缮过几次，只那银杏树就有几百年历史了。此处是山与湖水交汇的地方，是绝佳的清修之地。这里本来应该很美，可现在因为资金有限，修缮工作不能一次完成，只能有多少钱办多少事。

"你总在这里吗？"

"是啊。我在这里很长时间了，对这里的一切，以及周围的村落、城镇都熟。"

Gaga 轻轻点了点头。

"你看那棵平顶松。"腿僧抬起修长的手臂指向远方。

远看高耸的山顶上有一棵巨大的"灵芝伞"，那就是腿僧说的树。周围的植物都是浅绿色，只有那棵树是墨绿色，很深沉，雅致而又充满力量，有别于其他所有植物。有不少鸟栖息在那棵树上，也有一些围着它飞翔、鸣叫，给它增添了几分仙气。

"地灵人杰。"这已经是 Gaga 所能表示出来的最大的诚意了。

"你真有眼光。我平时没事就去上面，既可以锻炼，又能欣赏风景。你要喜欢拍照我可以带你去。你知道，知音难觅嘛……我还可以告诉你很多别人不知道的事情。"

腿僧就像被电击过的老鼠，兴致勃勃，完全听不出 Gaga 在敷衍他，说话间就要带 Gaga 上山。

Gaga 无力地摆摆手，没有要去的意思。

"那棵树下还有只大白仙鹤，我都跟它混熟了……对了，你看到树下的石头没？"

"没看见。"

"哎呀，仔细看嘛，不觉得它像雕塑一样美丽吗？"

"啊，是啊。"

"哈哈，像不像一个老翁？传说，老翁有个女儿出门走丢了，老翁为了等女儿回家，就爬到山顶，坐在那里等。等了好久女儿也没有回来，于是他就这么执着地一直等，然后……变成了石头，女儿也没有再出现！"

"哦，我看不出像老翁。我先走了，你慢慢看。"

腿僧匪夷所思地看着 Gaga，尴尬得直挠头。

"怎么会看不出呢？明明就是啊！你再从不同方向看看？"

Gaga 依然摇头，内心都要崩溃了。她特别想一拳把这个人打晕，然后赶紧脱身。

腿僧在原地来回踱步，满怀诧异地说道："怎么可能看不出来呢？"

完了，他太难缠了。Gaga 既无奈又略带恳求地看着他，实在不想再说什么，转身就要走。

"你别走，那这样，我把你倒过来，你再看看好不好？"

"你不如自己发神经吧。"

Gaga 彻底要翻脸，准备骂这个腿僧。

腿僧一副没心没肺的样子，安慰 Gaga 说："我就是开个玩笑。看你不开心，想让你笑笑而已嘛。"腿僧朝 Gaga 行了一个道歉礼，突然又庄重起来。

真能装蒜。Gaga 心想。

"这条路修好之后，会给大家带来更多实惠。"他手指着寺庙通往山下的一条路，"跟你说实话吧，这就是我现在负责的事。"

"哦，有能力。"

"我相信缘分。我们在这里认识就是缘分，会有更多像我们一样的人在这里认识。来来往往，川流不息。一代人走过，下一代人继续。"

腿僧很认真地回答，没有半点嬉皮笑脸的样子。

"莫非你是高人？"

"哈哈哈！不是。你真会说笑。我是修行之人，四海为家。"

说完之后，腿僧像复读机似的又把刚才的话重复了一遍。Gaga 无奈地跟着点头，真是个奇怪的家伙。

"好了。我真的要走了。你别送了。"

好不容易走到寺庙门口，Gaga 准备松一口气。

"我叫静祠。"

"谢谢你，腿……啊不，静祠。"

静祠害羞地笑了笑，那笑容就像儿时 Gaga 的姐姐。Gaga 断定这个静祠是个女孩。

"你刚一进来的时候我就看见你了。我记性不好，你下次还来啊。希望我还记得你。"

"哦，好……对了，你怎么看出我不开心？"

Gaga 的眼神突然很深邃，似看非看地对着静祠。

"啊，我几乎每天都在这里给花草修修剪剪，自然能看出有的人心也需要'修剪'。"静祠神秘一笑。

"唉，怎么又不开心啦？"静祠问。

"没有理由开心，也没有理由不开心。我做的每一件事都为了努力迎合、讨好周围的人，早就不在乎自己了。"

"哎呀！不在乎就是放弃啊。"

"这么说……"Gaga 低着头，陷入思考。

静祠突然停下脚步，"啊"地大叫一声！

"干吗总是吓唬人！"Gaga 抑制不住愤怒埋怨道。

"有没有听见嘎巴一声？"

"没有。"

"我踩死了一只蜗牛。"

静祠抬脚，只见黑乎乎的土地上面依稀还能看见碎了一地的壳。

"你真恶心，还看什么啊！"

"若有来世，你还会选择做人吗？"

"什么啊？"

"做人至少不会被踩死，对吧？"

静祠尴尬地看着 Gaga，指指地上的死蜗牛："你别害怕，没事。我经常问别人问题，他们都说我脑子坏掉了。哈哈！"

"好了，再见吧。"

静祠用力朝 Gaga 挥手，准备要离开。

"静祠……"

Gaga 停下脚步，叫住她。

"啊？"

"你问的问题，我也总是问自己。我想，如果有来世，我不愿做人。我想做一支蜡烛，那样燃烧自己的时候也不会感觉到痛苦。"

静祠点点头，默默微笑，又送 Gaga 走了几步，随便聊了几句天气。

"再见，保佑你！"静祠再一次和 Gaga 道别。

Gaga 觉得她们的对话好奇怪，和静祠这个人一样奇怪。静祠看起来很开朗纯净，可言谈话语之间却总能闻到一丝忧愁的味道。她身在山中是那么粗糙、不修边幅，但又不像有些村妇一样那么鄙俗。和她说话，就像在和自己的心灵对话，可看着她的时候又无法推测出她的过往。

等 Gaga 回望静祠的时候，静祠已经走出大老远了。她的声音在空旷之地回荡开来，就像远方的人在哼唱一首带着乡愁的民谣，远阔而氤氲。

正午的阳光照射下来，照到远处静祠的身上。

她身上褐色的长袍在风中飞起，Gaga 看着那个异于自己的身影，在心中感叹：究竟是什么区分出了人与人的不同呢？是服饰？是身份？是知识？也许都是，或者都不是。

又或是人的本质把人们区分开来。那些不一样的东西，永远看不到，但总能感受到。

神峰寺的钟声响起，Gaga 站在寺庙门外，重新又看了一眼门口的牌匾。"神峰寺"几个字没有刻意打扫过，被盖在一层散不去的尘埃之下。

Gaga 慢慢往山下走。她在山间游荡了好一会儿，独自行走时，回想着神峰寺。对 Gaga 来说，那里就像古代小说写的那样光怪陆离，风景像诗一样缥缈，人在寺中与在都市里差别实在太大了。有人敲钟，有人打扫，有人诵经……一切所见，都是奇特的，只有她是不幸的。

她望着天空思考，不知这段路是否就是末路了。什么时候自己才能痊愈？生命在看不到的角落延续，但一切却好似已经结束。就像一块古老的怀表，打开之后，发现时间停留在了某一刻。

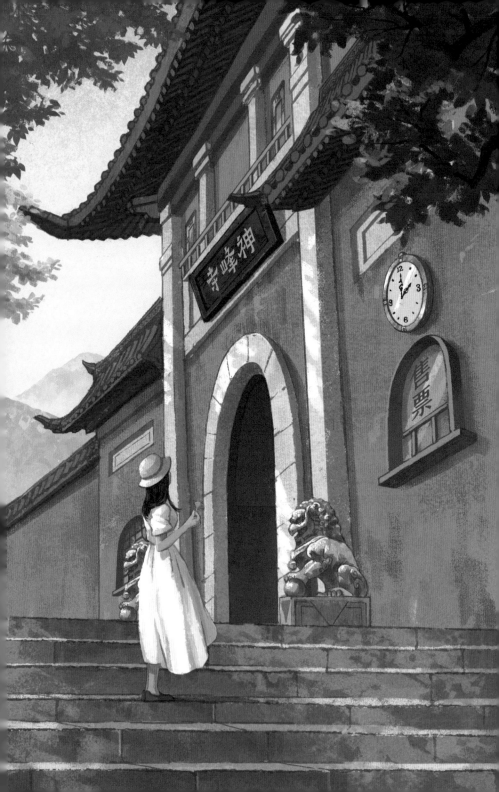

Q&A

问题一：换个环境对抑郁症有帮助吗？

　　环境对人的心理会造成很大程度的影响，但绝大多数的抑郁症，并非纯受环境的影响，其主要原因还是患者本人的不健康心理因素。很多被患者视为重要的环境问题，对他人而言并不是一个真正的问题，那么，所谓的环境问题就很可能是患者自身问题的一种表象、一个投射的点，也许没有这个问题，还会遇到另一个问题。

　　我辅导过很多抑郁症学员，也有一部分学员抱怨当下所处环境的烦恼和痛苦，除一些极端的环境外，多数所谓的环境问题都非现实、客观的问题，即使改变了环境，烦恼、痛苦也会"转移"

到另一种问题上。

小妍就是典型的一位，在她看来，只要不和婆婆生活在一起，自己就不会有抑郁等烦恼了。她想尽办法，最终如愿以偿，然而没过多少日子，她又陷入烦恼，心想找一份工作就会获得价值感……百转千回，她找到一份还不错的工作，但对她而言，似乎总是好景不长，新的烦恼又产生了。她感觉坐在对面的同事总是针对自己，在言语上经常对自己冷嘲热讽、不怀好意……她竭尽全力尝试"创造"各种可以让自己感到自在、轻松的环境，从辞职、旅游，到回娘家，再到换新工作……遗憾的是，她还是会遇到一个又一个的烦恼，令其无法自拔。

所以，患者要对自己的问题有一个清醒的认识，看似环境问题造成的抑郁等烦恼，往往都只是一种问题的表象，都只是内在那颗动荡不安的心的投射，都只是习性心理对问题的"包装"。

问题二：抑郁症患者需要注意什么？

对于抑郁症患者来说，适当约束和注意是非常必要的，这可以避免一些不必要的烦恼。对此我提出几点建议。

（1）尽可能减少甚至停止到网上去了解抑郁症的相关症状，因为患者很有可能会无法控制地对号入座，进而受到很多负面的暗示，这会导致自己更加紧张、惶恐。虽然可能会了解到一些有用的东西，但是负面影响可能更多。这并不是批判网上关于抑郁症的内容，而是由于患者当前不具有一颗平稳的心、一颗有良好防御能力的心，所以，做不到合理、客观、正确地评判。

（2）减少与同处在抑郁症症状中的病友接触，虽然彼此可以相互鼓励和支持，相互倾诉，但最终无法获得真正的益处。都是迷路的人，如何给予对方正确的指引呢？这只会造成彼此情绪的"传染"。

（3）尽可能迫使自己动起来，多参加一些有益的社会活动，做一些自己能做的事情，不求结果，只是纯粹去做。不想动、不愿与人接触、不愿做任何事情，这会让人更加消沉。因此，患者要在可承受的范围内强迫自己动起来，至少要在力所能及的范围内，保持每天规律的室外运动，这一点很重要。

（4）向亲人或朋友倾诉自己的烦恼是好的，但不要期望对方能理解自己的感受，没有吃过苦瓜的人，如何了解其中的苦涩呢？

（5）看心理学相关的书籍是好的，但对于抑郁症患者而言，并不是多多益善，应该有所选择。凡是会引起思想混乱或纠结的内容，都应该将它略过，不要与之纠缠。相反，对于能够给予自己启发或是能够引起共鸣的书，可以重复地温习体会，保持平常心，这会让患者受益匪浅。值得一提的是，过于专业的心理学著作，在我看来，对于处在抑郁阶段的患者来说暂不适合，原因是患者很有可能将自己的问题不断地划分、对照，这会让其陷入混乱。

（6）在饮食上，多吃清淡的食品是好的，这有助于肠胃的消化和吸收，会减轻身体的沉重感。身体的沉重感减轻了，负面情绪自然也会有所改善。

（7）保持规律的生活作息是必要的，患者不该让自己变成个"夜猫子"，也不能放任自己变成个"小懒猪"。规律的生活作息对人的身心，包括整个内在系统有着非常重要的积极作用。因此，晚上11点前，在没有特殊情况下，一定要上床休息，但不必强迫自己入睡，顺其自然。早上尽可能在7点前起床，做一些需要做或是力所能及的事情。

（8）给自己每天的生活做一个合理安排，做事情，动起来，渐渐地，情绪就会被调动起来，坚持进行，生活也会给患者以启发。从另外一个方面来说，当患者投入一件身体力行的事情时，便没有太多精力胡思乱想，这也会减少患者对负面情绪的关注和体验，反之，就容易陷入自己的情绪里，难以自拔。

重新正视

遇见静祠之后，Gaga 时不时就会想起她，对她一个人为什么会在神峰寺里住充满了疑惑。

Gaga 的睡眠还没有恢复，身体也感觉越来越麻木。被失眠困扰的日子一天又一天，最近又多了几分揪心的感觉，总之，身体哪里都不好，吃药也不觉得管用。

"还在吃药吗？赶紧回家吧，我带你去医院复查。"一大早文森在电话里说。

"我马上就回家了，到时候再说。"

Gaga 抢先挂断电话，她最害怕的就是别人提起她的病。

可镜子不会说谎。站在镜子前，Gaga 疲惫的面孔，显得很憔悴——双眼无神、眼泡肿大，眼睛里还布满了血丝；皮肤暗淡无光、气色发灰……

轻轻的叹息声在背后响起。

"怎么年纪轻轻的，这样折磨自己呢？"屋主婆婆不知何时走到 Gaga 身后，心疼地看着她，"小夫妻吵架了吗？"

Gaga 看婆婆是模糊的，好像隔着层玻璃，但婆婆那种同情、心疼的眼神却清晰可见。

"我去洗漱了。"Gaga 急忙逃开。

婆婆在她身后无奈地摇了摇头。

Gaga 敷衍地洗了把脸，没擦任何护肤品，穿戴上跑步的装备准备出门。

"小姑娘，你这样不行，你要去哪里？我让你大爷送你去吧。"

"我就去不远处的泉水村，我自己可以的。"

一番争执后，好心的人家还是坚持送 Gaga 一段路，Gaga 只好同意。

在大爷车上，Gaga 第一次留意她居住的这个村子。

因为离水库比较近，所以整个村子都呈现出一种鱼米之乡、小江南的底蕴。在村口处，就能看见竹制的雕像，雕像呈现的内容全和打鱼有关：渔船、水桶、蓑衣、渔网，生动刻画出往日渔民生活。村里每家每户的房子几乎都是浅淡的颜色，似徽派建筑。门窗、房檐、大门和房屋外的栅栏充满了农家乐趣，不少人家的瓜藤上都挂上了小果子，一派与自然融合的气息。家家户户院墙上都画上了壁画，颇有意境。大爷指着一幅画着妇女在水岸边烧火做饭、孩子在一旁看小鱼的画说："这是靠水吃水的山水情缘，融汇了村子几十年发展的缩影。"

出了村子，沿路是一排排招揽客人的旅店。平日里冷冷清清，只有到了周末才会有城里人过来度假。有几个服务员在晾晒洗过的白床单，也有的人家在修剪格桑花。木质的小度假屋、设计感极其现代化的简约式房子鳞次栉比，没有统一的风格，各自精彩。

再向前走，上了桥，经过一片太阳花田，就可以沿着下游的溪畔慢跑了。今年雨水大，远远就能听见溪水潺潺的声音。来到溪边看见清亮的流水，立马感到清凉畅快，清爽宜人。柳叶拂过面颊，纯净的氧气充斥着鼻腔和大脑，整个人感觉轻盈了不少，呼吸也畅快了。Gaga真希望这种状态可以多保持一会儿。

大爷说泉水村不远了，于是Gaga打算下车自己走过去，她谢过大爷，继续向前走。

路旁满是毛毛乎乎的栗子树和合欢树，栗子花一串一串开满树枝，遍地落满了粉色羽毛一样的合欢花。石砌的围墙边，响起咩咩咩的声音。Gaga 站在路边犹豫之际，一群羊横冲直撞而来，脏乎乎的羊毛卷着羊粪，活活把 Gaga 圈在中间。跟着一群羊兜兜转转，Gaga 觉得自己迷路了。她想真是高看自己了，这几步路都能迷路，Gaga 竟有点不知所措。太阳升到头顶，气温一路飙升，一阵闷热挤进肺里，热气随血液马上遍布全身。她戴上防晒衣的帽子，把自己包裹起来。

好像附近也没什么地方可逛，Gaga 有点头疼，也不知道怎么回去。这时，一辆电三轮车驶过来，车上的大姐带着孩子，兴高采烈地朝 Gaga 直挥手。见她们这么热情，Gaga 就硬着头皮前去问路。问来问去，都是鸡同鸭讲。

最后她听懂大姐说，往前走，拐三个弯就是。不管说的对不对，就姑且这么走吧。

一路走过去，越走越觉得眼前的路竟有种熟悉之感，Gaga 心想，自己是不是和这里有缘啊！

苹果树密密麻麻，一排排新鲜的艾草长到大腿根，牵牛花开在围着围栏的院外，还有各种叫不上名字的小花……

走在这条山间小路上，Gaga 总有一种感觉，好像大自然在招呼人停下脚步，不要只顾着赶路。

可是 Gaga 只顾低头走着，无心体会山色。仿佛天地之中，唯有她是迷茫的。

"哈哈，我们又见面了。你说我们是不是有缘？"

突然一张笑脸出现在她眼前。

Gaga 吃了一惊。

那个人蹲下身子，特意去打量 Gaga，任凭她的目光再低垂也无处躲闪。那人朝 Gaga 微笑，样子就像一个人在化装舞会上戴着娃娃面具。

"天哪……腿僧！"

这张面孔微笑起来辨识度极高。

怪不得眼熟呢，原来是昨天来过的地方！

怎么会这么不巧？ Gaga 竟有点泄气。

"好巧啊，是不是？"静祠兴高采烈地说，"今天怎么有时间过来啊？"

看来想走是不容易了，Gaga 心想一定要找个借口溜。她对陌生人的喜欢只限于想象，可真要面对面说话又是另一回事了。想想没话找话的场面，Gaga 就觉得浑身不自在。

"啊，你是……"

"我们昨天见过，怎么，你还能比我记性差吗？"

"啊，对，对。不好意思，我想问……"

"你来得正好。你看，我们已经开始工作了。"静祠抬手指向不远处摆得高高的砖头，还有堆积着的细细的沙石。

Gaga 这才注意到静祠。她把裤腿挽得高高的，别在膝盖之上；两条修长细嫩的白腿在艳阳下暴晒着，腿上满是大大小小的泥巴印子；两只脚更脏，已经变成黑色，光脚踩在被太阳晒得炙热的砖头上。接近 40 摄氏度的高温，Gaga 想想都觉得自己的脚底发烫，更何况是光着脚的静祠。

"你这是在干吗？不爱惜自己的身体吗？"

"哦，我们修路嘛。修了这条路……"静祠把昨天和 Gaga 讲的话又基本一致地讲了一遍，"我负责嘛，就要尽职，是不是？你瞧我这监工，都是亲自来。"

静祠拿手背在脸上抹了一把汗，眼见汗和泥就这样胡乱混淆在一起了。静祠很辛苦，她脸上还挂着几丝被晒掉的皮，嘴唇干燥有裂痕。可她依然神采奕奕，好像不觉得疲惫，畅快地对着 Gaga 大笑，那张活力四射的笑脸和初见时一样。

她还是那样。Gaga 看她那么开心，却不能和她一起分享喜悦。Gaga 就像冰层下被冻住的鱼，奄奄一息间遥望着远方的阳光。她看得见光的颜色，却感觉不到它的温暖。

"你这个人真不错。"Gaga 冷冷恭维了静祠几句，准备找机会走。

"喂，你别走啊。来都来了，我给你介绍介绍这里啊。"

"嗯……你不是忙呢嘛！"

"不忙，我有的是时间。等着……我收拾一下，我们就走！"静祠手忙脚乱地在原地打转，又是找东西擦脚，又是找鞋。

"不用了。我其实是想去……"

"你知道吗？我们这里很大，好玩的东西多着呢。那边有竹林，后山上有毛桃、山杏，再不然还有……啊，对了，商店里卖的那些小摆件也不错呢。"

"哦……我不打算买什么，其实……"

"哎呀，买什么啊！谁买那些东西啊！我有好东西，你看……"

静祠穿上外衣，屁颠屁颠地跑过来，一只手伸进大口袋里，摸呀摸。Gaga觉得静祠好像机器猫，莫名觉得她傻乎乎的，挺有趣。

"其实，你不用给我看啊。"

"哦，找到了。黄水晶做的，怎么样啊？"

静祠就像变魔术一样，把一个小东西拿出来，递给Gaga看。

"这么好，快还给你。"Gaga接过来看了看，有些敷衍地说。

"送你了。"

"别啊。"

"觉得不好啊？那你等着，我还有好东西呢。啊，不如下次我拿给你，只是你别忘了来找我，我有……"

静祠脸上露出奇怪的微笑，三角眼翻上翻下，纤细修长的手指摸着下巴，一副神秘莫测的样子，感觉有宝藏要给 Gaga 一样。Gaga 觉得这个人太奇怪了，难以想象一个人刚认识另一个人，就要给人家宝贝，不按规则"出牌"，简直可以说是傻。

"你真好。我看我还是不打扰了……我真的要走了。"

"走？是不是我说了什么你不爱听的？"

"哎呀，不是……"

"你等着，我去拿苹果给你吃。至少拿上苹果再走吧。"

Gaga 还没来得及回答，静祠就已经跑了，她迅速把苹果从客堂里拿出来。

"这是供果，愿菩萨保佑你。再见。"

"啊，谢谢。再见。"

Gaga 接过静祠的苹果，转身往回走。

她一边走，一边回想。Gaga 觉得静祠这人说话完全没逻辑，而且交流起来又困难，可她确实是个不错的人。大热天不知辛苦地修路，为人又坦荡，至少对 Gaga 没什么恶意。这让一向有社交恐惧又警惕的 Gaga 对静祠少了几分忌惮。

Gaga 走了几步之后，想回头看看静祠是不是又去干活了，却看到静祠在目送 Gaga 离开。她一个人站在巨大的银杏树下，本来高挑的个子也显得格外渺小。她见 Gaga 回头，急忙又微笑着朝她挥手。她们之间只有沙沙的树叶声，在这偌大的山谷里回荡。

"叫我 Gaga 吧，大家都这样叫。" Gaga 停下脚步，转过身对静祠说。

静祠睁大明亮的双眼，迈着像猫一样敏捷的步伐，来到 Gaga 近前。

"谢谢你，不嫌弃我。"

"嫌你什么呢？"

"我颠三倒四，糊里糊涂的。唉……"

"比较单纯而已。"

Gaga 觉得自己实在虚伪。

其实静祠是个什么人，Gaga 并不真的在意。这里的一切都与她无关。她对静祠的态度一直是漫不经心，多说少说都是负担。

周围是一丛丛茂盛的树冠，每一片树叶都绿油油的，发着亮光，鲜花开遍整片绿地。格桑花鲜艳的颜色把蓝天都染红了。静祠采了一把格桑花给 Gaga，说道："真的。我有病。"

Gaga 接过花，差点儿被她逗乐。

"重度抑郁症。大家都不喜欢我。我虽然 30 多岁了，但只有 8 岁孩子的智商。"

8 岁智商修路？ Gaga 不相信静祠的话。可是抑郁症……引起了 Gaga 的注意。

Gaga 收回笑容，吃惊地上下打量静祠。她们之间突然停止了交流。

静祠害羞地摸了摸寸头，居然也腼腆起来。

"抑郁症？那你为什么会在这里？"

"我没有家，父母不要我了。我就只能四海为家。"

"怎么会这样呢？"

"四年前，我哭着说我生病了。那时候我总是头痛、失眠、心绪不安。家里人没太在意，说是心悸，休息一下就好了。工作很忙，我又很要强，一直加班，晚上经常睡不着觉。整个人状态很不好，去医院看病，医生说是抑郁症，但是我吃了很多药都不见好。我一瓶一瓶地吃药，张开嘴往嘴里灌似的吃，也没效果。直到有一天我突然动不了了……然后意识模糊，很多事情都记不清。去很多地方看医生都说神经受损了，好不了了。后来，家里人没有再带我去看过病。我渐渐地变成了不能自理的废人，没有人愿意一直照顾我这个废人，一切都完了。"

"静祠……"

"直到我遇见了我的恩人。她救了我，每晚我头痛欲裂无法入睡的时候，恩人都陪在我身边。她教我调理呼吸的方法，给我坚定的信念，给我治病。现在的我虽然能跑能跳、能动能吃的，但神经受损太严重，已经恢复不了了。所以，我有病，就是这样……"

"哦，那你说之前状态不好，是怎么不好呢？为什么要逼自己没命地工作？"

"在家里没人待见我，我老想做出成绩，所以就没日没夜地干活。有段时间，我甚至觉得自己无所不能。我原本身体也不好，突然有一天就崩溃了，脑子里杂音特别多。后来别人跟我说话，我也反应不过来……我害怕极了，觉得死都没这么恐怖。"

静祠的声音不绝于耳。静祠越说，Gaga就越慌张。因为静祠说的那些症状……很多也出现在Gaga身上。

"我觉得休息一下就会好。可是，事实并非如此……"

Gaga手里的花已经不自觉地散落一地。她眼睁睁看着静祠动嘴讲，心里想的却都是自己。莫不是自己也……Gaga不敢往下想，总觉得胸口有什么东西堵着，上不来下不去，呼吸开始急促，肢体变得僵硬。

"喂，你怎么了？"静祠把花捡起来，拿在手里，在Gaga眼前摇晃。

"喂，Gaga……告诉我你幸福吗？"

Gaga好像没有听见一样，自己念念有词。

"啊……抑郁症?"

"放心,死不了!"

Gaga 低着头不说话。

"你也是,赚钱有够就行了。我看你……"

"好了。我有事,要先走了,再见。"

Gaga 把静祠晾在原地,一个字都不想再听。她一阵风似的跑出寺庙,打电话求大爷过来接她。

接下来的大半天 Gaga 都过得很恍惚。翻来覆去到半夜,Gaga 突然惊起,大口喘息。她觉得有很多根绳子在拉扯自己的五脏六腑,眼前一片黑暗,孤独又绝望。

她本来就睡不好觉,白天听了静祠讲的话,再联想到自己,更多了不安和恐慌。

原来她和静祠得的是同一种病。

四年……人生有几个四年可以像静祠这样?一个四年,半辈子完蛋;再一个四年,一辈子白干!只有在这样的时候人才能体会到身体是多么重要,其他通通都是身外之物。Gaga 几乎快哭出来,一个人想了很多很多。

而静祠问的那句"你幸福吗?",在 Gaga 看来是一个最大的讽刺。

Gaga 觉得自己随时都会被困在这座山里,彻底被这个世界遗忘与抛弃。

　　她恐惧，真的感到恐惧！她体会到最大的恐惧就是身处黑暗之中，看不到一丝希望之光。

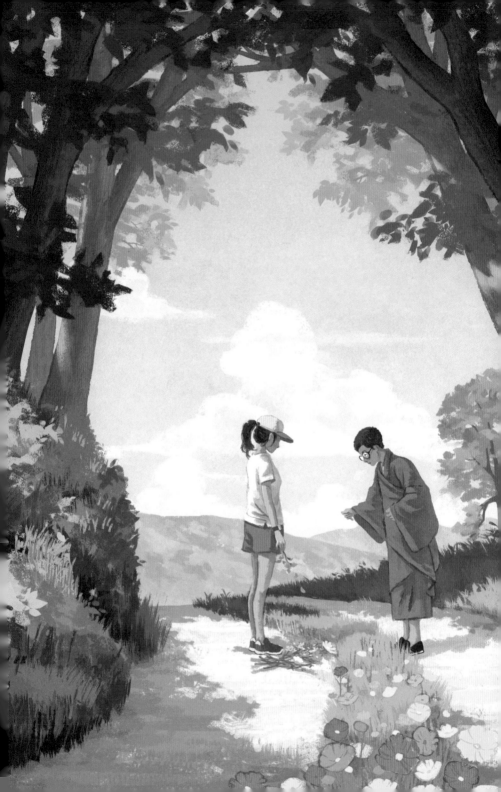

Q&A

问题一：抑郁症治愈过程中会经历哪些阶段？

　　从心理咨询治疗的角度看,抑郁症一般会经历症状消除阶段、中间阶段、思维模式修正阶段。

　　冲突最明显的是以症状形式表现的，这也是最表层的。在咨询辅导中，我会反复跟学员强调："我们进行的心理辅导，从来不是为了消除症状、改变症状，否则就只是停留在跟症状针锋相对上，而症状本身只是内在的执着心投射出来的点。我们通过扭转思维方式的训练，逐渐破除执着性，最先被瓦解的就是症状。"

　　中间阶段，可以理解为症状消除阶段与思维模式修正阶段的中间阶段，这个时期症状的痛苦程度明显减弱，患者甚至能够体会到些许的自在，只是思维还会回到以往的轨迹上，但不合理信念已经明显有所松动。

思维模式修正是指看待事物的方式和情绪反应模式彻底改变，能够从多角度、更积极的方面看待事物。哪怕之前被视为症状的问题再度出现，也对自己没有任何影响，再也无法伤害到自己，甚至还没来得及注意，它就消失了，潜在冲突能够被灵活化解，认知既完善又智慧。

抑郁症的疗愈不是思维、理论、头脑层面的知道、明白，而是情感上强烈的触动和发展，得在体验中不断实践。

问题二：抑郁症对大脑的伤害有多大？如何恢复？

抑郁症是一种复杂的心理障碍，会对大脑结构和功能产生严重的影响。多项研究表明，抑郁症患者的大脑出现结构和功能方面的变化，包括以下几个方面。

（1）海马体变化：海马体是控制情绪和记忆的重要部分。抑郁症患者的海马体通常较小，而且海马体活动水平也会下降。

（2）前额叶皮质变化：前额叶皮质是进行决策、情绪调节和社交行为的关键区域。抑郁症患者的前额叶皮质可能会变薄，影响其决策能力和情绪调节能力。

（3）杏仁核变化：杏仁核是控制情绪反应和认知处理的重要部分。抑郁症患者的杏仁核通常比正常人更活跃，可能导致他们对负面刺激的反应增加，而对积极刺激的反应减少。

以上这些变化都会导致抑郁症患者出现记忆力下降、决策能力减弱、情绪波动等问题。因此，恢复这些受损的大脑区域的功能至关重要。

在极少数情况下，严重的抑郁症还可能会导致不可逆的神经损伤。这种情况通常发生在抑郁症持续很长时间或未得到有效治疗的情况下。慢性抑郁症患者可能会出现脑区萎缩和神经元死亡等状况，但这种情况非常罕见。在大多数情况下，积极治疗可以显著改善抑郁症状，减轻痛苦，使患者恢复到正常的生活水平。

具体的方法有很多，比如冥想和运动。冥想不仅能放松身心，更可以深度修复患者的身心，这已经是大量研究表明的事实。只要长期坚持冥想练习，身心的状态不仅可以得到修复，而且会变得越来越好。

再有就是运动。患者现在不想动起来是抑郁症状状态稳定性的表现，也可以把它看成是症状的一部分，是大脑布下的"骗局"。大量研究表明，运动能产生跟抗抑郁药物类似的作用，锻炼可以促进新的神经元生长，促成新的神经环路，大脑也会更有力量。

修复程度跟坚持度成正比。开启正向循环的模式吧！

第二部分

疗愈

她让我不再坠落

Gaga 让文森来接她回家，和他一起再一次来到医院。

她决定正视事实，也比之前更迫切地关心自己还能不能好。她向医生诉苦，把内心的各种想法一股脑都说了出来。

她记得自己在医院不停地向医生提问，半小时的看病时间里，医生说了总共不到五分钟，其余的时间都是她在讲话。她觉得自己像个可笑的胆小鬼——从医生无可奈何的笑容里，她确定医生就是这样看待她的，可是没有办法，她也管不了那么多了。

而且 Gaga 对医生说的每一句话都极其敏感。医生只是问她小便次数有没有增加，她就怀疑自己是不是病重了，并且因此又产生了一堆新的焦虑。比如，吃药的副作用、吃完药之后身体会不会产生变化、到底什么时候会有好转……

家里人知道她的病之后，反倒没有多紧张。尤其是 Gaga 的妈妈，一个很强悍干练的女人，对于情绪这样的病，她根本不放在眼里。

她给 Gaga 打电话。Gaga 听到妈妈的声音，突然特别想抱抱她。

"要坚强起来，别萎靡不振。"

可 Gaga 没说几句话就哭了。

妈妈很失望，对她说："Gaga，你太脆弱了。你可怎么好啊……"

就这么一句话，对 Gaga 来说犹如被雷击中。责备的语气，像有人把她的脑袋强行按到水里，让她呛水一样难以忍受。就这么一句话，Gaga 被打击得体无完肤。她不知道如何回答，只得挂断了电话。

为什么妈妈这样评价自己？是不是自己真的如妈妈说的那样？

那一句责备像判决书一样，Gaga 几乎把自己判了死刑，对自己彻底失去了判断力。

她害怕，从心底感到害怕！ 她特别想有人来救救她，给她一只手，把她从无穷的恐惧中拉出来。

如果说是生活的处境让她揪心，那现在的病，无疑是雪上加霜了。

现在只要文森一拿起电话，Gaga就呼吸不顺畅，有时觉得脖子被锁住，有时觉得胸口疼，小腹也一阵阵发酸。

Gaga终日拿耳机把耳朵堵上，没有听任何音乐，只是想逃避和现实有关的难题。

有时她觉得自己得了绝症，可能连医生都没有诊断出来。

她不仅害怕睡觉，甚至害怕听到"睡觉"这两个字。

Gaga几乎不说话，她觉得自己再也应付不了生活的各种状况了。

现在她做什么都会联想到呼吸，哪怕只是一个动作，都怕对呼吸有影响。白天Gaga安静得近乎变态，躺着或者坐着一动不动，看谁都不顺眼，谁都不合自己心意，她讨厌所有陌生人。

文森也担心，他最害怕的是药的副作用。他偷偷上网查资料，可网上说的五花八门，有的甚至很恐怖，也不知道哪些是靠谱的。

Gaga也没有心思工作。无奈之下，文森听从医生的建议，决定带Gaga暂时离开现在的环境。换个地方，也许能换换心情，不知道管不管用，但至少是个方法。这次Gaga准备认真听从文森的意见。

文森找了很多地方，Gaga都不喜欢，最后他们决定租下

Gaga 上次住的乡村小木屋。屋主婆婆答应把后面的一排房子租给他们。婆婆平时一个人，大爷通常在苹果树园子里吃住。文森不在身边时，婆婆也能照应 Gaga。

刚刚住下的这几天，婆婆虽然把事情都安排得井井有条，可 Gaga 丝毫不敢在屋里没事闲待着，她怕闲下来，就会想起难解决的问题……

Gaga 想去安静的地方，要么去田里，要么去山里，但都被文森否定了，最后一看只有神峰寺可去了。

文森扶着 Gaga 下车，他们蹒跚着走了一段山间小路，来到了神峰寺外。一股清凉的风吹过，Gaga 停下脚步。她犹豫了，站在原地徘徊。两旁低矮的牵牛花成片开放，有一些顺着篱笆一直攀爬到墙头。这一带野生的牵牛花很多，各种颜色，一排排串在一起，紫色的尤其美，花瓣很有质感，犹如丝绒制成的裙摆。它们被阳光宠爱着，美丽奔放，不受任何外力的束缚和制约，彰显了自然的本真，却被一些人说成轻贱，但这不是它们的错。有些美丽即使不被赞颂，也不会失去属于它们的舞台。

张望了半天，寺里寺外人头攒动，还有很多人从山下上来，拿着很多装满东西的大袋子，乡里乡亲相互搀扶着往寺里走，不知道是不是有什么活动。寺庙门口有小和尚负责安排泊车。几只小野猫闻到了香气，跑了出来，懒洋洋地去寺里觅食。

Gaga 跟着小猫走，来到了寺里。

"会不会觉得不舒服？"

"有点。"

"那回去？"

"再待会儿吧。"

小和尚走过来和他们打招呼，热情地给他们介绍。

"今天寺里好热闹啊。"文森说。

"是啊，今天有乡村医生过来问诊，专门给附近村子的人和庙里的人义诊。"

"哦……"

Gaga 四处张望，在人群中找寻静祠的身影。文森谢绝了小和尚的好意，和 Gaga 一起继续向前走。

"听说喝这里的山泉水能除百病，保佑长寿平安呢。"

"哦，是吗？怪不得感觉这里地灵人杰。你说的那个静祠是个高人吗？"

"静祠……怎么说呢？"Gaga 皱着眉头，竟不知怎么评价。要知道她一直在文森面前夸静祠，可真的来到这里，她却没有了把握。

"你看见静祠会觉得安心？这真让我觉得奇怪。"

"是啊。或许吧……"

要知道，最初静祠让 Gaga 充满戒备和敌意，到如今不过也只见过两面，其实 Gaga 内心更多的是不确定。

一群群人往上走，依然没看见静祠的身影。Gaga 心想，今天大概看不见静祠了。

这时出现一阵小骚乱，山上好像有个东西顺着石壁砸了下来。

"不知道有没有砸到人？"文森说。

"哎呀，愿菩萨保佑您，您没事吧？"一个熟悉的声音响起。

这不是静祠的声音吗？原来是一小块落石，差点儿砸伤游人，被静祠看见，及时把人拉开，才免去了一场灾难。

Gaga 穿过人群，拉着文森来到静祠面前。

"嗨，你好，静祠。"

静祠看着他们，表情有点恍惚，眼睛里充满了惊奇。她摸摸自己的脑袋，说道："哦……我知道你——Gaga 嘛。"

"嗯。"

"哈哈哈，Gaga 你……真好。这位……"

"我老公。"

"哦……"

静祠点点头，然后一只手拉起 Gaga。

"来，过来，我有好东西给你看。"

"去哪里？"

"跟我走吧。"

静祠拉着 Gaga，大摇大摆地走，在静祠肆无忌惮的步伐中，Gaga 觉得整座寺庙突然变小了。

静祠把 Gaga 带到她住的地方，走过月亮门，就能进到几个僧人合住的一个小院子里。

"文森，我没事。你在门外等我吧。"

"Gaga……"

"放心。"

无论文森怎么说，Gaga 坚持把他留在院子外。

静祠让 Gaga 在院中的石板凳上坐着等她。这时候大家都去忙了，院子里静悄悄的，一棵枣树特别高大，树下整齐地放着一排排大缸。

Gaga 气喘吁吁地坐下，炎热的天气让她感觉非常不舒服。

"你看，这些大缸是我刚刷出来的。"静祠转眼就跳出来，兴高采烈地指着那些大缸说道，"这是专门冬天放酸菜用的。"

"哦……"

"我大多时候都吃素。"

"哦，吃得清淡点挺好。"

"哈哈，你知道吗，我还会做饭呢！"

"比我强。"

"别说你不会做饭。"

"我……会做，主要平时没时间做，老点外卖了。"

"都没时间做饭？"

"很奇怪吗？"

"看，你不重视生活，生活就会还以颜色。"

"说什么呢？"Gaga 有些不悦。

"明摆着啊，你看，你说话都有气无力的，眼圈黑得像熊猫一样，还有你……"

"说实话，我总是担心一睁眼就睡在大街上。昨天晚上我还梦见去地铁站门口捡破烂。我可能真的完了！"

Gaga 竟然对着静祠说起知心话来。要知道，现在的 Gaga 几乎排斥全世界，甚至在面对文森时也充满了抵触情绪，可居然对这个之前只见过两次面，可以说是几乎陌生的人产生了无法控制的倾诉欲。她自己都觉得有点可笑，是因为她们同病相怜吗？也许能明白她苦楚的眼前就只有静祠吧，也可能是她一厢情愿这样想……Gaga 觉得，说话间，自己凉凉的眼泪已经顺着脸颊流淌下来。

"Gaga 你是不是病了？"静祠关切地望着 Gaga。

Gaga 意识到自己失态了，急忙摇头，不再说话，特别想强迫自己将这股子软弱的样子收起来。

"我也不知道你为什么会这样想，但我知道你越是在意什么，就越会被什么所伤。"

"成年人在意的还有什么呢？"

"金钱？成功？"

"谁不在意呢？"

"我不在意！真的，你看，这就是我要给你的。"说着静祠撩开袖子，把雪白的胳膊伸到 Gaga 眼前，上下摇晃——一颗晶莹剔透的石头在静祠胳膊上格外耀目，蓝绿色的石头中间闪着星光，仔细看还能看到眼睛一样的线条纹理。

"哦，这是……猫眼石啊！"Gaga 吃惊地看着静祠，"真的假的啊？"

"假的我直接扔河里，还会留在身上？"

"哦，对不起……"

Gaga 尴尬地笑了笑。

静祠真是个奇怪的人，分明无家可归，穷得都快没饭吃了，可身上居然会有这么值钱的宝贝，而且还一副大大咧咧、视金钱如粪土的样子。真是谜一样的人啊！

"为什么要给我？"

"不瞒你说，我以前也很在意，不过现在无所谓了。"

"佩服！不过你的东西我不能要。"

Gaga 目光温柔地看着静祠，从静祠的眼睛里她看到的是真诚和敞亮，除此之外还有一点点苍凉。这样的静祠对 Gaga 来说充满了吸引力，她觉得自己正慢慢在接近静祠。

"静祠是个有故事的人，对不对？"

"有吗？ Gaga 竟嘲笑我这个傻子了。"

"我倒想听听呢！"

静祠的情绪活跃起来，傻傻点头，捏着手中的念珠，极其克制地装起深沉来，憋了半天说了句："算命的说，我上辈子是皇上。"

"啊，真的？那我一定是你的妃子，不然你为什么对我这么好？"Gaga 瞬间破涕为笑。

"哈哈，你真有趣。说点正经的，告诉你我以前的事情吧。我本来前途大好，在广告界做得小有成绩。后来我就试着写电影剧本，很快就卖出去了，之后很多人来找我约稿。那时候我没日没夜地写，心想努把力，一年之内就能赚到首付买房了。我曾经连写七天，几乎没有停下来休息，每天睡觉也不超过四小时，就像机器一样。我总想写得比任何人都出彩，我甚至觉得有一天自己可以得奖。结果，谁能想到中了'头彩'，来到这里……"

"干吗给自己那么大压力？"

"说来也奇怪，好像自己也不能控制那样的想法。哎呀，反正我现在就这样，有点傻，连家人都放弃我了。"

"别这么想，也许……"

"放心，我也没什么不开心。不求名，不求利。活一天修行一天，其实更好！"

"是挺好。"

"好？那你怎么不跟我一样呢？我家里上面有个哥哥继承家业，父母离婚了，我爸又娶了后妈，你说家里能留个傻子嘛！"

Gaga 觉得自己实在不会安慰人，特别泄气和沮丧，都不敢再说话了。她们之间的气氛迅速尴尬了起来。

虽然无语，不过静祠的经历，还是让 Gaga 觉得难以相信。

"原来你的烦心事比我更多……"

"哎呀，说到底，人就是一副空壳子，能留住什么？"

"你现在还失眠吗？"

静祠摇头："对一个无家可归的人来说，住在哪里都是一样，睡不睡觉也都一样。"

"静祠……"

原来静祠是这样一个人，竟有着这样曲折的经历，这有点超乎 Gaga 的想象。看起来那么洒脱的人，背后竟有这般辛酸。静祠的人生、静祠的精神世界，对脆弱的 Gaga 来说无比震撼。她感觉自己同情静祠的同时，身体里某种可笑的偏执也被冲击着。

一直以来 Gaga 都觉得自己被不幸笼罩，事事不如意，好像全世界都在和她作对，但现实中有更多比自己不幸的人。如果不是遇见静祠，Gaga 还在自己的世界里自怨自艾地继续入戏呢！

静祠就好像一只手，把活在戏中的 Gaga 推醒，让她停止书写自己的剧本，告诉她要朝着现实走，还有很长一段路要走。

"人都有状态不好的时候，要接受自己的不好，才能让自己不会变得更不好，知道吗 Gaga！"

"可是那个不好的自己要怎么才能丢掉呢？"

"不要丢掉。她就是你，你也是她，你们是一体的。怎么可能丢得掉呢？"

"可是她会影响我啊，让我变得……"

"我知道。相信我，我知道你全部的感觉！ Gaga，你觉得自己幸福吗？"

静祠又问了 Gaga 一次上次问过的问题。

Gaga 一直固执地觉得自己从小受了很多磨难，生活对她亏欠太多，所以得到的都是理所应当，从不知道满足，也不会感恩，而这导致了她对成败得失极其看重，眼下失败对她的打击就完全超出了她的承受极限。别人说她得了病，她不明白怎么不开心也会生病，从心里就拒绝承认。

Gaga 觉得静祠是一面镜子，照着自己，提醒自己把原来的Gaga 丢得远远的。

这次静祠又问 Gaga 觉得自己幸福吗？

"我找不到幸福的理由。"

静祠看着 Gaga，她们耳边响起佛堂里的诵经声。

"好吧……"Gaga 肯定地说，"幸福。"

"你看，认为自己幸福和不幸的都是你——来自同一个你，这是因为你心中住着一个孩子啊。"

"心中的孩子？"

"一个住在心灵里的孩子。你需要时时去关心她、抚慰她、保护她、鼓励她。这样她才能健康成长，你的内心才能更强大。"

Gaga 苦笑着，没有回答。

"Gaga，这不难。你相信我！不然你可以给自己打分。记录下自己对身边事物的感受，然后给自己的行为表现打分。"

"量化自己的勇气吗？"

"那有什么不可以？"

"我不敢面对。我……"

"想想你心中需要保护的那个孩子！"

"好……"

"和我说话开心吗，Gaga？"

"当然！以后我还来找你！"

"好是好，可我平时也有一堆事情要忙，怕不能老和你待在一起。"静祠一副挺自豪的样子。

"我知道你是大忙人。我陪你，或者看着你忙。"

"Gaga 你真傻。"

"傻？"

"他们都不跟我玩，就你跟我玩，你说你傻不傻。哈哈……"

Gaga 虽然没有说话，但心里想着另一件事情，她仿佛有了一个想法……

"别耍贫嘴了。我走了。"Gaga 起身往外走。她不想让静祠发现自己很累、很虚弱。

她走出静祠的住所，和文森一起下了山。

拿着果品、供品，还有高香的香客依然络绎不绝。静祠灵活的身姿在其间穿梭，一边走，还一边跟香客热情打招呼。

"您慢走。"

"您身体好啊！"

"哎呀，沉不沉啊，不如我帮您……"

一路下来，Gaga 和文森迈着悠闲的步伐在山路上慢行，看着鸽子飞过头顶，听着泉水流过山涧，清凉的风从草木间经过，吹来阵阵青草的味道。身边不时飞过各种颜色的蝴蝶，不仅有长尾和短尾之分，每种蝴蝶的颜色、形态也各不相同：有的穿波点裙，有的披波纹衣。其中 Gaga 最喜欢的是一种通体雪白，身上有一个红豆图案的蝴蝶。一点红色在成片绿植中飞舞出优美的弧线，吸引住 Gaga 的目光，原来这就是天然的舞者。它忽上忽下，仿佛在向 Gaga 倾诉它的故事。

　　Gaga 才发现身边的生物如此稀罕又种类繁多。原来大自然的美丽是变化万千的，同一个物种都美得有自己的层次和格调。这些生物对 Gaga 来说，只存在于小学课本中，仿佛离她已经很遥远了……

　　平时的自己忙忙碌碌，自大无比。这样一看，城里的那种生活，倒显得有点井底之蛙了。有那么一瞬间，她突然挺羡慕静祠。

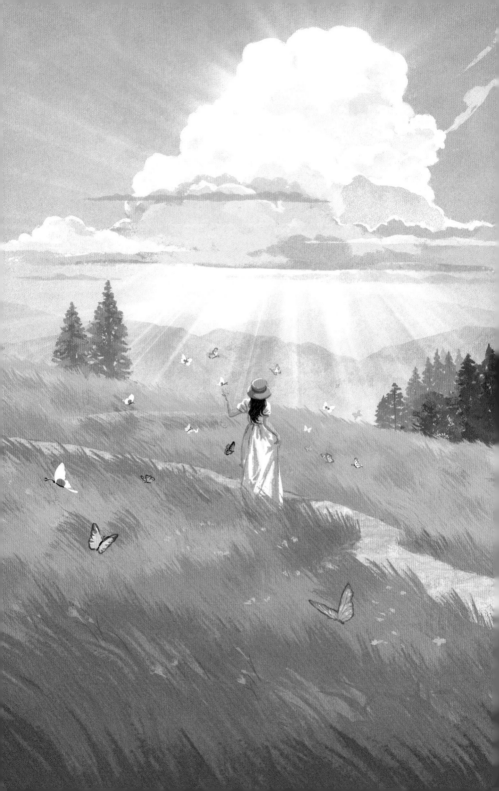

Q&A

问题一：如何通过倾诉缓解抑郁？

第一，倾诉的对象需要有所选择。可以选择同理心强、了解一些解决心理困扰问题或者愿意去了解的亲朋。

第二，如何倾诉？少说症状，反复沉浸在症状的描述中无疑是让自己再受一遍甚至几遍苦，同时也会给对方造成压力。事实上，找到合适的倾诉对象并不容易，如果能考虑到信息接收者的心理承受能力，其实是给自己"留了白"（疗愈空间）。尝试多说说希望他们能给自己带来什么，需要他们做什么、怎么做，需要他们说什么、怎么说，哪怕看起来微不足道的事或言语，或许都能给自己带来诸多欣喜和舒畅。

第三，正确认识倾诉。心理咨询的疗愈尚且是循序渐进的，因此，放下对倾诉的期待、放下对倾诉对象能够给自己带来什么神奇效果的期待，只是去做"倾诉"这件事。

问题二：抑郁症服药期间有哪些需要了解的问题？

（1）谨遵医嘱。服用抗抑郁药物进行治疗期间，一定要谨遵医嘱，切勿擅自断药、停药、减药。这一点尤为重要。

（2）坚持运动。服药期间，尽量保持每天 20 分钟以上的室外锻炼，如慢跑、快走、跳绳、骑单车等都很好。运动不仅可以有效地改善抑郁情绪，缓解躯体不适感，同时可以很好地消解抗抑郁药物的副作用。

（3）清淡饮食。在饮食上，应多吃清淡的食品，这有助于肠胃的消化和吸收，会减弱身体的沉重感，同时也有助于药物副作用的消解，抑郁症患者的情绪也会得到一定的改善。

走出自己的世界

夏日的傍晚，空气中充满了栗子花的香甜味，Gaga 和文森两个人一起出门遛弯。屋主婆婆家的小狗跟在 Gaga 身后，走了几步，又跑回了家。

今晚文森买了 Gaga 最喜欢吃的冷面、西瓜和鸭头。他都不敢大声说话，只是把 Gaga 拉过来吃饭。结果，令他吃惊的是，Gaga 居然吃掉了分给她的所有食物，吃饭时还热情地把东西分给婆婆。

要知道前段时间，Gaga 吃饭的时候总失神，吃几口就觉得饱，再吃就要吐，说胃里总疙疙瘩瘩的。

夕阳坠落在河沿岸的乡村小路上。他们眼前所见的是一条蓝色的水岸线，旁边一望无垠的田地栖息在晚霞中。各种农作物的果实已经隐约可见。一只肥硕的乌鸦正在地里偷吃农作物。傍晚又吹来凉爽的风，薰衣草和芒草在风中摇摆，植物随风释放出大量氧气。文森看着 Gaga 瘦弱的身形，就像一朵飘摇的花，随风摇摆。此情此景，不免令他有些茫然。

"感觉怎么样？"

"觉得心情挺舒畅。"

"应该是身体分泌出了大量多巴胺吧。"

Gaga 点点头，话不多，只是安静地走着，呼吸着新鲜空气，看起来比较平和，没有焦虑和不开心。他们走过庄稼，走出小村子。

这时，一阵阵仿佛打鼓的声音在耳边响起，高高低低没有节奏，听声音像是从稍远处传来的。他们走到那里，停下脚步。

"不是打鼓，是青蛙叫。"文森对 Gaga 说。

Gaga 拿扇子轰赶蚊子。

细长的河沟在地势低洼处聚集了不少水，一大片水潭又成了青蛙的栖息地。

"而且有很多很多青蛙，"Gaga 说，"我们可以找到它们吗？"

"不行，我们好像没办法过去。"

"这些青蛙都会去哪里，你知道吗？"

文森摇头道："它们会被送到簋街^①。"

Gaga被逗笑了，文森自己也笑了。

Gaga的反应对文森来说是不可思议的。

回想前段时间，从睡不着、担心、不舒服到身体不好、对什么都提不起兴趣，Gaga一直在自己的精神世界里走不出去，随时都有垮了的可能。那时文森也不了解Gaga的情况，对这种病更知之甚少。尤其是陪Gaga去医院的时候，文森特别害怕，他觉得如果他们两人中任何一个垮了，他们的家就完了。

"Gaga在想什么？"

"啊？"

"你有心事。"

"啊，就是……在想静祠。"

"哦。"

"我觉得可以和她成为朋友。"Gaga突然对文森说。

"再看看吧。"

"为什么？"

"你们有什么可聊的呢？"

Gaga想把有关静祠的所有都讲给文森，可是想了想，终究还是没说。

---

① 簋街是北京的餐饮一条街，其中以"牛蛙"为主要原材料的餐馆较多。——编者注

"喂，老公。"

"嗯？"

"没什么大不了，一切都会过去对吗？"

"当然。"

文森拍了拍 Gaga 的头。

出来这些天，文森无时无刻不在观察 Gaga 的一举一动。Gaga 翻来覆去时，他在旁边的屋子里也不敢睡觉。有点噪声他就担心是否会影响 Gaga，他自己都有些神经敏感了。Gaga 还会像以前一样吗？看着 Gaga 的脸，文森心里满是困惑。不管怎样，他自己必须坚强，给 Gaga 信心，这是他心里清楚的。

远处的山坳里有一个小山村。泉水顺着山坡流下，一直流到村子的水渠里。一些小房子零星散在山腰间，背后有修剪整齐的柏树。红色的屋顶冒起袅袅白烟。归家的汽车一辆辆开过田间小路，停在自家房子门口。

"你说他们幸福吗？"Gaga 问文森。

"谁？"

Gaga 微微抬起下巴，看着那些升起灶火的人家。

"Gaga 觉得呢？"

Gaga 摇头说："不知道，所以才问你啊。"

"如果是我的话，我觉得幸福。"

"为什么？"

"至少他们没有眉头紧锁、步履匆匆，更不像我们那么身不由己。"

文森叹了口气，然后故作轻松地笑了笑。

Gaga默默在心中问自己，什么是幸福呢？是化一小时的精致妆容然后出门去参加一场聚会？是周末去商场买一件昂贵的外套？是拼了命去追求一些东西，只为人前显贵？是日夜拼命只为多赚几个钱？小时候妈妈告诉她，只有优秀，才能幸福。就算她觉得自己并不优秀，但一直走在通往优秀的路上，努力不让自己掉队。如今自己真的掉队了，才想起来去思考一些问题。

"怎么想起问这个？"

"实在没事情干吧。"

"觉得累吗？"

"有点。"

路灯不知不觉亮了起来，有只布谷鸟在枝头低吟浅唱。

"觉得凉吗？"

"没有，多舒服的风啊。"

山里的风抚摸着被晒了一天有些发紧的皮肤，毛孔里渗出细腻的带着咸味的汗液。

"还是回去吧？"文森担心地望着Gaga。

"嗯，也好，可心里觉得挺舒服。"

"身体有些累，心里轻松？"

"是啊。"Gaga 淡淡一笑。

文森悄悄把 Gaga 说过的话记在手机里。每当 Gaga 的状态有些进展或起伏，文森都会记录下来。

不知不觉快两个星期了。Gaga 在这两个星期中还是头一次说状态轻松。

回到住处，院子里满是奇异的香味，屋主婆婆点燃了艾叶，蹲在地上用扇子扇烟灰。大爷回到家，正坐在板凳上一边摆弄番茄的叶子，一边听民歌。世间的颜色被最后一缕晚霞带走，夜幕降临了。Gaga 也搬了个板凳坐在婆婆身边，看着她微笑着熏艾叶。直到睡觉之前，Gaga 都沉浸在安静与愉悦中。

"晚安，Gaga。"睡觉前文森说。

"你去哪里？"

"在你旁边屋里。"

"不行，你必须和我在一起。我……"

提到睡觉，Gaga 又显得有些紧张。

"没事，我离你很近。"

"你……不要走。"

"好，我陪你。"

文森关掉台灯，把被子盖在 Gaga 身上，侧身躺在她身旁。

Gaga 也侧身躺着，静悄悄的屋子里，两人一句话也没有说。

Gaga 的身体一起一伏，从呼吸状态可以看出，她的肩膀有些紧，呼吸调整不均匀，鼻腔呼出的气息很重。

"Gaga？"

"嗯？"

"放松……"

文森用手从 Gaga 脖子下开始，一直沿着脊柱到腰部，从上到下给她按摩，帮她调整……

轻轻地按摩，反复持续地放松。

慢慢地，Gaga 的呼吸开始均匀，身体渐渐舒展。

过了很久，见 Gaga 呼吸松弛下来，文森起身从屋里离开了。

第二天一早，Gaga 来到文森的房间，文森看她气色还可以。Gaga 告诉他，昨天她睡了三四个小时，并且决定吃过早饭就去寺里找静祠。

从早上到出门，Gaga 的情绪就一直低落。她对自己要吃很多药表示烦躁，感觉吃药比吃饭都多，也不知道什么时候才能好，为此有些焦虑，带着嘀咕不安的心情来到神峰寺。

一辆卡车停在侧门口，几个人正从车斗上卸货。Gaga 从旁经过，没有停留。

"嗨，你好啊。"

"啊，是静祠。"

Gaga 见静祠肩膀上扛着一大麻袋东西，弯着腰，挺起脖子，吃力地站着维持平衡，满脸是汗地和 Gaga 打招呼。

"这是……让文森帮你吧？"

"对啊。我帮你。"

文森停好车，马上小跑过来。

"不要。这是我的事情，我该吃的苦，谁也替代不了。"

静祠一掂麻袋，往院子里走去。

Gaga 望着静祠的背影，对身边的文森说："文森，我有一个想法。"

"嗯？"

"我想把幸福给静祠。"

"是吗？ Gaga 你……对静祠好像很肯定啊！"

"所以，你会支持我吧？"

"好吧，只要你喜欢。"

不一会儿静祠又小跑着出来，与 Gaga 他们滔滔不绝地聊起来。谈笑风生间她说今年山里的栗子花特别香，有栗子的地方就是她的故乡。Gaga 觉得说到"故乡"两个字时，静祠的表情显得特别愉悦。

"Gaga，我们今天去登山好不好？"

"啊？"

"来嘛，你还从没去过呢！"

"可是我不知道能不能做到。"

Gaga 对静祠说的山望而却步，她连拿起笔记本电脑打字都觉得累，更何况是登山。

"你这是什么表情啊？温室小花吗？"

"静祠，你不知道，她……"

文森刚要说什么，突然被 Gaga 打断了。

"没事。我不能让她这样小看我。"

"就是嘛，我看你最需要运动了！"

"少说那么多。"

"哈哈哈，坏脾气的人。"

Gaga 好胜心强，不能接受静祠挑衅。可事与愿违，刚走几步她就累了，双腿直打晃，头晕眼花，喉咙都发热。文森让她停下来休息，可她不愿停，不愿放弃。

路上，静祠告诉 Gaga，运动可以让一个人打破自我束缚，从天地间吸入自由、精纯的空气，然后把身体里积压的废气、郁闷之气大口地呼出去。周而复始，整个人畅快轻盈。呼吸速度不用太快，调整到自己觉得舒服为止。

"相信我，坚持一段时间，你的气色会变好，人也会更有精神。"

Gaga发现熬过最累的一段之后，身体越来越轻。出了一身汗，脚下却轻松不少。

看着静祠兴致满满的样子，Gaga和她聊起了她的故乡，又从故乡聊到生活方式和修行。渐渐地，文森也和静祠熟悉起来。

"静祠，你总是那么坚强，我也不能输啊。"

"Gaga，真的没事吗？"文森想让Gaga停下来。

"我很好，不是很累，真的挺放松。"

"其实这山真的不算高，是Gaga把它看得太高。"

"这里好美啊，静祠。"

Gaga站在山上往下看。整个神峰寺像一把拉开的手风琴，错落有致地镶嵌在山上，仿佛山的一部分。远处山峦绵延起伏，柏树、杨树、松树像一条条绿色的丝带在山谷中飞扬。远方火车的轰鸣声不时传来，悬崖上大片大片牵牛花盛开，像画家喷涌而出的灵感。这里除了他们没有其他人。Gaga有种飘飘欲仙之感，好像自己是一片叶子，随风飘浮在群山中。这是她第一次感受到山峰的灵气。

静祠高谈阔论，用地主的口吻说话，好像这里所有的山、所有的树、所有的生命都属于她。其实，在Gaga看来，是静祠的活力在照耀着它们。

"是不是很不错？心境也会不一样吧？"

"觉得全身充满了氧气，元气满满的感觉。"

"这也是修行啊！"

"怎么你的修行和别人不一样呢？既不需要打坐，也不需要思考。"Gaga 说话的语气充满不信任。

"修行无处不在，寻常人也可以有自己的修行之法。不要等到走投无路的时候才想起修行，就像我。"

静祠说这里曾是她想要了结生命的地方，被她的恩人救了。

"那时很想就这样结束……也挺好的。"她的语气徐缓，说着说着就没话了。静祠的悲伤在淡蓝色的天空下，了然可见。

她把头刻意偏向一方，肩膀轻轻颤抖，低浅的哽咽声掺杂在风声中，像一首用悲伤写成的散文诗。

静祠说是那个恩人日夜陪伴着她走过最艰难的日子。

"静祠……"

Gaga 把手放在静祠肩膀上。

"不过现在都过去了。以前我追求的是精进，可精进太快了，就要停下来了。现在我追求的是心不乱。"

"心不乱？如何不乱？"

"不牵挂！让自己不受悲伤和喜悦之事的打扰，安安静静地守住自己的心。"

"我觉得自己就很乱。"

"那是因为你心不定。"

"是杂念太多吗？我觉得自己被负面情绪消耗得太多了。"

"众生之苦皆在于此，又何止你一个。"

"可是我做不到心定。"

"你的心又如何想呢？"

"我的心？"

"嗯。你觉得你能读懂它吗？我看未必。"

"嗯？"

"所以我们才需要修行，修行就是修心。做每一件事的时候都要问问自己的心。"

静祠的话语把她的悲伤隐藏起来，使她看起来很神秘。她过往的种种就像一本书，等着 Gaga 一页一页翻看。

"静祠，我希望你幸福，我们可以一起努力，一起好起来。"Gaga 注视着静祠的背影，想要治愈她的悲伤，帮她把人生中幸福的部分找出来，让她不要放弃。

静祠的情绪，关系到 Gaga 的情绪。静祠的话，让 Gaga 开始重新审视自己。

"是啊，一定可以的。只要别去想改变不了的事情，不要让自己做困兽之斗。"

"虽然我做不到和你一样，但或许是该让自己解脱出来了。"

Gaga 说完自己都吃惊，她在想这句话大概也是说给自己听的吧，还有自己心中的那个孩子。如果之前的表现 Gaga 给自己打零分，那么今天的自己可以说是进步明显、勇气可嘉，以十分为满分的话，最起码可以得到三分吧。

"你觉得自己幸福吗？或者曾经什么事情让你觉得自己是幸福的？"这次 Gaga 主动问静祠。她问得小小翼翼，生怕自己说错话。

哪知道静祠想都没想就回答她："当然了。我每一天都很开心。"

静祠站在松树下，望向对面的山。太阳光照射出不同的光色，眼前的绿色也变幻出不同的层次。世间有多少种色彩，人就有多少种心情。

静祠在 Gaga 眼里，是一个从困境中重生的人，是一个被生活伤害却依然热爱生活的人。

Gaga 觉得如果说静祠是一棵树，而同样在不幸中成长起来的自己，在静祠面前就如同一棵小草——脆弱、易伤、经不起风吹雨打。和静祠比起来，自己的呼吸都那么微弱。

"喂，你老公去哪里了？"静祠问 Gaga。

文森……

对呀，Gaga 光顾着和静祠说话，都忘了文森。

"啊，找到了，那边，在打电话。"

在一块大石头旁，文森背对着她们，坐在那里。

"啊，又是手机……"

Gaga 看见手机就会不自觉地紧张起来。

文森走那么远，就是怕自己听到吧。

看着文森的背影，静祠问："这就是困住 Gaga 的原因吗？"

Gaga 摇摇头，没说话。

静祠接着说："我也曾爱过别人，但他们不值得我那样去爱。"

"原来静祠也有爱过的人。"

"是啊，"静祠注视着 Gaga，"曾经我不确定自己想要什么，而现在我又不确定是什么困住了自己。对生活我总是看不清的。"

文森打完电话往回走，Gaga 目不转睛地注视着他。她用手按了按自己的心脏，却控制不住强烈的心跳。

"我脑子感觉很累，静祠。"

"Gaga，记得我教你的方法吗？放松，让自己的身体感到舒服。"

"嗯，我们一边散步，一边往回走吧。我送你们回去。"

路边全是牵牛花和蒲公英，把一整条下山的路打扮得绚烂多彩。这一路上静祠喋喋不休地嘱咐 Gaga 记得多锻炼，坚持做有氧运动。

有牵牛花的夏天永远不会太差，Gaga 突然觉得心情美好。她捡起一朵蒲公英，鼓起腮帮，用力吹了出去。

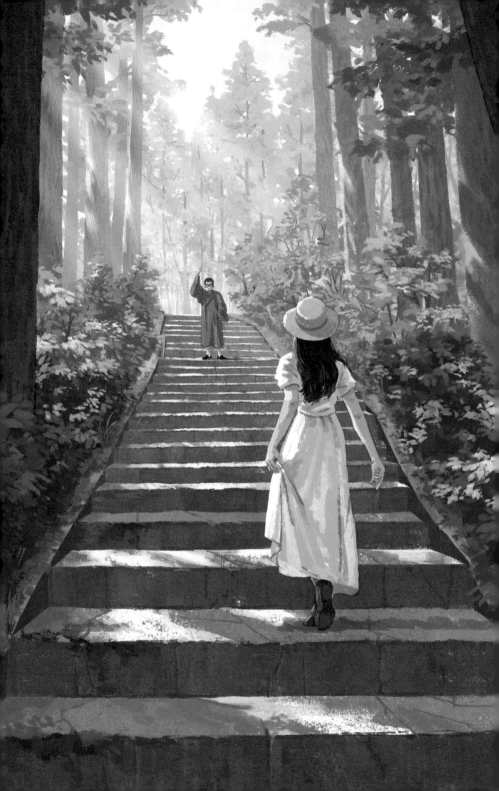

Q&A

问题一：运动是如何改善抑郁症状的？

当人们感到抑郁时，通常会出现脑区功能的改变，包括杏仁核、海马体、前额叶皮质等，这些区域在情绪调节、认知控制和注意力方面起着关键作用。有氧运动指在充分供应氧气的情况下进行的运动。规律的有氧运动对于改善抑郁症患者的症状有着不小的作用，其对上述脑区的改变可以帮助缓解抑郁症状。

相比于普通的运动，有氧运动更加有效是因为它可以刺激身体更大的能量代谢，从而产生更多的内源性化学物质，如内啡肽、多巴胺、去甲肾上腺素和血清素等，这些物质可以改善心情和情绪状态。具体来说，内啡肽是一种天然的止痛剂和快感物质，多巴胺和去甲肾上腺素则与愉悦感和自我满足感有关，血清素则与情绪调节和幸福感有关。因此，通过有氧运动刺激这些化学物质的释放，可以帮助缓解抑郁症状。

有氧运动还可以改善睡眠质量。抑郁症患者通常有睡眠问题，包括失眠和早醒等。而有氧运动有助于身体的疲劳感和睡眠质量的改善，从而对抑郁症症状产生积极的影响。

除了神经生理方面的改变，有氧运动还可以通过增强自尊心、提升自我效能感等来改善情感状态。例如，参加健身活动可以提高患者对自身的评价，让患者对未来充满希望，从而减轻抑郁症状。

总的来说，有氧运动不仅可以在神经生理方面改善抑郁症状，还可以改善患者的情感状态。针对患者的不同情况，可以选择适合自己的运动类型，制订有针对性的运动计划，最重要的是保证运动与患者的身体状况相匹配。

问题二：为什么抑郁症患者会出现自杀倾向？

当一个人出现显著而持久的心情低落现象持续两周以上甚至天天如此，可以考虑为抑郁症或抑郁合并其他症状。从字面上看，抑郁症的表现仅仅是心情低落，似乎对人的影响不大，而对于患有抑郁症的患者而言，其内心所承受的痛苦是普通人无法体会和理解的。

生活中面对同样一件小事，普通人心里仅仅感觉有些不愉快且几分钟就过去了，而抑郁症患者往往会将问题归结为自我的能力、价值低下，而又没有勇气面对这个局面，很容易产生心结，并沉浸在这个消极的情绪体验中走不出来，如果没有及时对其进行疏导排解，负面情绪就会越积越多，从闷闷不乐发展到悲痛欲绝，严重的甚至可能会出现幻觉、妄想等精神病性症状，而这些症状则会进一步加剧患者对自己的不接纳，放大和固着患者的自卑、不安全、羞愧、内疚心理，严重时患者甚至会认为自己不配活在世上，或者认为眼前的世界太危险，必须逃离，最终产生自杀倾向。

抑郁症患者就像戴了墨镜，他们的整个世界都是透过墨镜看到的，带着暗淡的色彩。他们不敢把自己真实的想法和感觉告诉身边的人，因为害怕别人无法理解，把他们当成"病人"，而自己又不知道该如何正确看待和解决自己内心的痛苦，不得不独自面对孤独和恐惧，从而被吞没在苦海，最终走向极端。

抑郁症本身并不可怕，可怕的是错误的认识，不懂得用什么方式去应对抑郁症。抑郁症并不是心理上的感冒，而是为自己敲响的人生警钟。

究竟是谁的错

进入长夏后，天气异常闷热。院墙内外的草木像钉在墙壁上的画，整个世界都静止了。

Gaga 偶尔在林间散步，按照静祠说的那样，做一些不剧烈的有氧运动，不一会儿后背就冒出湿津津的汗，衣服紧紧贴在身上。回去冲个澡，小歇片刻，心情在短暂的时间内畅快不少。

除此之外，大部分时间 Gaga 就躺在电风扇前一动不动，用鼻子搜索四面八方，看哪里能找到风吹过来的痕迹。

这个夏天对 Gaga 来说注定很难过。往事一幕幕像剪辑杂乱的电影片段，她再也不能给自己设定完美的情节。

想象不是生活，生活就在眼前——种满了瓜果蔬菜、被蒸汽笼罩的院子，一个陌生且不属于她的地方。来到这个山脚下的小村落快一个月了，她越发不了解自己处在一个什么样的境况之中。

每天睁眼吃两片白色药片，时而去针灸理疗，隔三岔五再去开一大包中药，然后和医生汇报思想情况；吃对自己有益的食物，做健康的运动，不要做令自己感觉疲惫的事情。以上都要坚持，持之以恒地做下去，也许哪天就会恢复正常——至于到底是哪天，这一天会不会来到，谁也不清楚。

Gaga 心中感叹：过去真的再也回不去了。可未来还会有吗？她对生活充满迷茫。

"Gaga，你没事吧？"

今天又是要去看医生的日子，文森一边开车，一边看 Gaga 坐卧不安的样子。

她一会儿把椅子摇起来，一会儿又放下去。躺平不是，坐着难受，好像屁股长了痔疮。

也许是路途太长导致疲惫，再加上外面一辆接一辆的车呼啸而过，以及嘈杂的喇叭声，Gaga 觉得又增加了几分烦乱。她呼吸急促，躁动不安。文森停下车，急忙伸手过来给她轻抚后背。Gaga 绷得很紧的神经，被一下下安抚，舒展开来。

这次看病，医生告知她不能再写小说，因为 Gaga 说她脑子总是静不下来。

"可是，医生，这和写小说有关吗？"

医生笑了："你要想办法从现在的状态中走出来啊。"

"难道我真的不能再写小说了？"

"不管你们相不相信，文森，"Gaga激动地说道，"我没病，我可以证明我没病。"

文森摇头，阴沉着脸。

"真的，你看！我好好的，就是睡不好嘛，谁都有这样的时候啊……"

"够了，Gaga。你写的东西没人看，你根本没有天赋。"这是Gaga生病以来，文森第一次对她发脾气。

Gaga吃惊地瞪着眼睛，没有再说话，一种空前的疲惫让她一句话都说不出来，眼泪一滴滴往下流。

Gaga之所以会动笔写小说，是希望为自己留下些值得纪念的东西。哪怕只有一个人喜欢看，Gaga都会为那一个人而写，并且自己也会从中体会到快乐。至于结果，Gaga不太在意。

Gaga想这样做到底是不是在浪费时间，到底是不是不切实际呢？没有人知道自己付出了多少，可不仅没有收获，现在就连身体也不允许了。

当人想要冲破层层阻碍去做一件事的时候，全世界都会出来阻止。究竟是这世界错了，还是自己错了呢？不管怎样，不是反抗，就是放弃。

Gaga 这时候想到的只有静祠。她只能去找静祠——那个因执着而孤苦飘零的人。这时的 Gaga 心中不免百般滋味：如果自己执意走下去，会不会也和静祠一样，无家可归，连文森也会离开她？难道这就是她的命运吗？

"为什么要写小说？"静祠问 Gaga。

Gaga 离开医院后，又来到了神峰寺。

"人生总是遗憾重重，有的时候，为了纪念那些遗憾，我总想留住些什么。"

"非要写吗？干别的不也行？"

"那就不是我了。简而言之，我就是想用一种更隐蔽的方式来表达自己。"

"你想表达什么呢？"

"我想……是一种解脱。"

"既然有答案，为什么不去坚持？"

在神峰寺两人敞开了聊天，Gaga 谈起自己，对婚姻没有信心，生活彻底失败，写来写去，小说也并不受欢迎……

说到这里 Gaga 一筹莫展，还有些许惭愧。

"你愿意为写小说而变得一无所有吗？"

"非要一无所有吗？"Gaga 一脸冷漠。静祠的问题正戳中她的心。自从吵架之后，文森一句话没说。现在他守在寺外，也只是担心 Gaga 的身体而已。Gaga 知道文森在怪她。

"除非你认为不值得。"Gaga 被静祠的灵魂考问问得哑口无言。她难以想象静祠会有这般伶牙俐齿和清晰的思路。

不知是头顶闷雷声滚滚，还是 Gaga 脑子里的轰鸣声太响，总之眼前一片阴沉，她陷在纠结中找不到答案。

"走吧，跟我去个地方。"静祠把 Gaga 带去茶屋。

门口池塘里蛙声阵阵，大片云朵追着她们聚集而来，好像也想和她们谈心。掀开帘子走进茶室，一张巨大的乌木桌子出现在眼前，墙壁上挂着几张字画，墙角书架上放着几卷精致的线装书。芭蕉树和龟背竹巨大的叶影投射在墙上和窗帘上。静祠去烧水、烫茶具，准备请 Gaga 喝茶，留 Gaga 听雨。

Gaga 烦躁地走来走去，静祠很安静，乐呵呵地摆弄着茶具，像玩过家家，不亦乐乎。Gaga 觉得静祠太荒唐。

静祠伸手示意叫她坐下来。

为一杯茶，等一场雨。这样的茶，真是做足了仪式感。

这时，一丝凉风吹来，赶走几许燥热。天空呈现灰蓝色，云彩像宣纸上晕染出来的一块块墨迹，几个闪电过后，雨声雷声响起，静祠开始煮茶。她站起身，从屋前池塘里摘下一片荷叶。静祠说她要用雨水为 Gaga 制作荷叶茶。

Gaga 静静看着，静祠手中乳白色的瓷杯，在柔和的灯光下发出淡淡的黄色。她修长的手指在杯口移动仿佛跳着芭蕾的小天鹅。屋里的白纱帘上留着芭蕉树叶子的叶影，使整间屋子不会显得太过空荡。Gaga 觉得静祠的一杯茶使房间的每一个角落都充满了禅的意味。静祠在用心创造一杯属于她的茶。这和在咖啡馆买一杯咖啡、排队等一个网红面包是截然不同的感觉。这样的静祠让 Gaga 着迷。

静祠说雨水是天空的眼泪，可以洗刷掉一个人内心的浮躁与喧嚣……直到静祠把第一口热茶喝下去，眼睛里荡漾着青色的光，和远山的颜色一样，Gaga 才发现，平静的情绪都刻了时光里。静祠经历的重重痛苦与磨难，不被回报的爱、日日夜夜流着眼泪念过的禅语，都记录在她的身体里，被她坚强的内心吸收，此刻的她展现的是一个重塑的自我，没有疯癫和痴狂，与平和宁静共存。

静祠强大的生命力使 Gaga 终于有所感悟。静祠在颠沛流离中依然保有一颗初心，她的生命并非用来体会幸福。静祠要经历的是一种更加深奥的求索之旅，这条路或许可以直达所有问题的终点。

Gaga 起身，走到窗前，看着屋檐下由近到远的雨，她觉得整个世界都在雨里。远处是烟，近处是雨，烟雨之中山的形状、树的轮廓若隐若现，深远而不着边际。每一滴雨，从天而落，润湿了地面，飞溅起水花，慢慢形成积水。一抹石榴红在幽暗的水中静默生花，门外石榴树的倒影模糊浮现上来。

阵阵雨声响起，慢慢地，湿滑的凉意侵袭皮肤。Gaga 闭上眼睛，觉得自己也变成了雨，融入自然，仿佛成了自然的一部分。

"你满足吗？" Gaga 问静祠。

她觉得静祠在憧憬什么，也许是一个突然闯进她生活的人，也许是一个没有去过的地方，也许是更小、更不值一提的事。

"一间屋子，"静祠突然说，"有一间属于我自己的禅室，我的人生就完美了。"

静祠宽大的脑门闪着亮光，她喜笑颜开。"最好这屋子能折叠，能保暖，走到哪里都能带着，那我不就可以四海为家了？"

"我感觉你很快就要离开我。"

"Gaga 又多愁善感了。你走到哪里，我就去哪里。"

"那倒也……"

"喂，有精神彻底放松下来的感觉吗？"

"嗯……我觉得呼吸不再沉重，身体是轻的。"

"这就对了。"

"你知道吗？人只有回归自然，才能找到这种状态。"

"何以见得？"

"至少这样可以使你忘却烦恼，不是吗？"

Gaga 点点头，仔细体会静祠说的那种状态。

静祠因为一杯茶而满足的样子，在 Gaga 看来颇有"禅茶一味"的意境。显而易见，这在静祠看来是回归自然的结果。

"对于人与自然这个问题，其实说俗了，就和渴了要喝水，累了要休息，困了要睡觉一样。如果非要逆行，身体就会跳出来阻止。你们这些在都市里生活的人，一个个都颠三倒四的，当然不明白了。"

静祠给 Gaga 的茶杯里倒上茶，眼看着杯子里的水马上就要溢出来了，静祠放下茶壶，注视着 Gaga 杯子里的茶。

"你看地上的水花，再看看我们杯子里茶的泡沫，有没有相得益彰的感觉？"

"好像是有……静祠有何高见？"

"这就是平衡点嘛。"

"你是说自然和人之间？"

"对啊。人生也在这杯茶中。"

茶的汤色晶莹剔透，淡淡荷叶的香气迎面扑鼻。静祠意味深长地细嗅着杯子里飘出的白雾。

"求教。"

"空性。所谓空就是虚无，一切短暂的事物都是虚无的。"

Gaga 想了想，默默点头。

"也就是说，所有事物都不能永远存在。你看看我们的身前、身后，古往今来，有哪一样东西是永恒的呢？"

"大自然算吗？"

"不算。大自然也在不断更迭。所以说万物皆虚无。人生何尝不是一个泡沫、一个水花而已？我们执着追求的、为此付出的，到头来什么也不剩。"

"可我还是有点迷茫……"

"随缘之语，无须多想。"

静祠双手捧着茶碗，慢慢品着茶，自得其乐，像看尽世事的长者，少了平日的懒散，多了几分通达。

"那么在静祠看来，有了雨，茶是什么滋味？"

"所谓美好都在于心中所想。"

"滋味也成空了？"

Gaga 摇摇头，这杯茶于她来说没有什么不同之处，只是一杯茶，和其他茶没有区别。

静祠依然悠闲自得，时不时转动茶杯，把玩欣赏。

"如我们刚才所讲，空是事物本来的状态，美好是内心给这个东西附加上的情感。所有的人和事都不外乎如此。人有时觉得自己受到伤害，未必是真，也许是自己内心的一种错觉。"

"这我就不同意了。被伤害了，这是事实，并不是幻觉啊。"

"这个结果是从你选择相信的时候就注定的。"

"那遇到了坏人呢？"

"当你不再愤怒的时候，任凭谁都伤害不了你。"

"如果都如你所想，天下早就没有纷争了。"

"我们不讲大道理。总而言之，但凡俗人，看不穿。但一生转瞬即逝却是亲眼所见。"

Gaga 还在思考着静祠的话。雨越下越大，瓢泼般浇灌下来。雨点噼里啪啦打在窗户上，树叶随风摇摆不定。室内温馨安逸，四下清香怡人，水壶里的水咕嘟咕嘟作响。

"喝茶吧。"瓷器声一响，静祠端起倒满茶的杯递给Gaga。

"觉得味道怎么样？"

"苦味，不是空的。"

"颜色呢？"

"也是空的？"

静祠这回大笑起来，笑得前仰后合。

"你有肝火知道吗？我特地为你准备的荷叶茶，来来来，不要客气，一饮而尽。"

"谢谢，请放下吧。"

"我给你吹箫一首吧。"

静祠灵机一动，从抽屉里摸出一件被布包裹着的乐器。她把布取下来，在乐器上胡乱抹了抹。

"啊……这，原来静祠这么多才多艺，好风雅呢。"

"得了，我浑身上下哪点跟风雅沾边啊！我不过就是个俗人。来吧，这曲子也是特意为你准备的。"

"静祠，你真好。不过，这是有什么讲究吗？"

静祠得意起来，郑重其事地说："别人的我不知，我的自有妙处。"

"记住，Gaga，这是属于你的一首曲、一杯茶、一场雨。"

乐声响起，伴着久久不停的雨……高山流水，知音难觅。Gaga觉得那箫声里有长夏阴雨的缠绵，有秋日艳阳的清朗，更有沐浴春风般的愉快满足，不由得内心宁静安定，一种久违的轻松之感伴随呼吸一直传到喉咙、肩膀、指尖，再滑过全身。身体不再吃力，内心变得平静。眼前好像有一幅风景秀美的画卷，在箫声里缓缓展开。上临深山，下衔古道，余音绕梁，恍若隔世……这感觉持续了很久，Gaga的心情莫名地舒畅起来。她真希望静祠的箫声永远不要停……

一曲终了，屋里有一种异样的安静。戛然之间，只有单调的雨声依然滴答作响，声音近在咫尺，好像雨水一滴滴地落在了茶杯中。

过了几秒钟，Gaga 与箫声共振的心缓缓平复，才抬手为静祠鼓掌。

静祠得意地朝她鞠了一躬，抚摸着心爱的旧乐器，又和 Gaga 滔滔不绝地聊起来。

"静祠。"

"嗯？"

"好像做了一场梦啊，真精彩！"

"有感觉吗？"

Gaga 用手摸了摸心口，点点头。

"什么感觉？"

"在某个时刻，内心的感受和乐曲合二为一，才会……心静如水啊。"

"那说明我这首乐曲入了你的心。"

"是吗？我觉得自己……飘飘欲仙，就好像卸下枷锁被释放，又像慢慢沉浸在大海中，或者大海就在我眼前。总之，仿佛各种风景，像画一样，在眼前闪过。"

"这是古乐，不是普通的乱吹，知道吗？我从不乱吹。"

"什么是古乐？和久石让、班得瑞的有何不同？"

"哎呀，这怎么说呢。"静祠挠挠头，"你觉得舒服就是我的乐曲起到治愈作用了。说音律你不懂，古乐和现代音乐音律不同，总之，是很深沉的艺术。"

"深沉的艺术？好美的说法。可你能不能说得再具体点？"

"宫、商、角、徵、羽五音，知道吗？"

"不懂。"

"这就是古乐的核心。还有古乐使用的乐器也不一样，很有讲究。"

"哦。你会唱吗？唱一个给我听听。"

"do、re、mi、sol、la 就对应刚才说的宫、商、角、徵、羽，这五音是最古老的音阶，现在是七个音。古琴、古筝、笛子、编钟都是古乐的乐器，再配以节奏和韵律，形成乐曲。在《黄帝内经》里面就提到过，乐曲是类似药一样的存在。"

"那你的意思是音乐还能治病？"

"当然，音阶对应着人体相应的脏腑。"

"快说来听听。"

"五音对应人的五脏，宫、商、角、徵、羽分别对应人体的脾、肺、肝、心、肾。"

"哦……真的这么神奇吗？"

"从听觉来说，每个音都有自己鲜明的特点，可以刺激人体不同的感官。就好比你刚才听了箫声之后，情绪发生了变化，就说明你的神经感应到了音乐。"

"怎么，情绪也受到影响了吗？"

"对。宫、商、角、徵、羽对应人体的脾、肺、肝、心、肾，后者又对应思、悲、怒、喜、恐五种情绪。每一个音阶对应着相应的脏腑，可以关联人的各种情绪。比如古时候作战，听到激昂的号角声，人就激动兴奋，想马上投入战争；饮酒赋诗之时，听到悠扬婉转的音乐，人就心情舒畅，放下愁思。雨声其实也是一种音律，一样可以影响人的情绪。"

"这么深奥？我以前从没听过。"

"当然，我跟你说的，一般人怎么会懂呢？"静祠自豪地看着 Gaga。

"吃药就能消除情绪问题，要音乐有什么用呢？"

"问得好。比如，人愤怒时就会暴躁，肝就会受伤，还会食欲不振，以致寝食难安。所有的药都是起调理和压制的作用，但没有一味药能消除你的愤怒，因为这是你自己做出的反应。而且，药物还有一定的副作用。"

"你是说，情绪这个东西不能被人为消除？"

"否则就不是人了。只能慢慢减弱，让它不那么强烈。"

"那音乐能起到什么作用？"

"平复心情，治愈修复呀。"

"你是说那个宫、商、角、徵、羽？真是好神奇啊！这样说来，我的情绪都掌握在静祠的指尖了。"

"也没那么夸张啦。"静祠神秘一笑。

"但是我的确感到很平静，好像从烦乱中找到了一个可以释放的出口，就连呼吸也顺畅了。"

"古人曾讲'一曲终了，病退人安'，就是这个意思。"

Gaga 觉得自己的情绪随着静祠起了变化。在这间简陋的茶屋里，她们和雨水、和广阔的群山融为一体，一股畅快的气息充满天地之间。在自然的力量下，心中的杂念、不安、焦虑都被淡化了，日常的烦恼被暂时忘掉。Gaga 第一次体会到清心寡欲的滋味。她感觉身体变轻，呼吸往下沉，全身在放松。

Gaga 意味深长地点点头，觉得五音疗疾那种奇事在过去也许真的发生过。回归自然才是回归真实。眼前的静祠不就是一位隐居山中潜心修行的人嘛。静祠把对家人的爱转化为爱土地、山川、河流、阳光，真正将身心融入自然之中，仿佛自己就是自然中的一分子，让自己成为自然的一部分，不再被人生中的种种繁难束缚。曾经 Gaga 总是想，究竟是世界错了，还是自己错了？现在她明白了，个人和世界是无法画等号的。只有放下自我去融入世界，才是出路。Gaga 不由得对这种博大精深的文化充满了敬意。

那天的雨一直在下。灯光下，被雨水冲刷过的石板路泛起幽暗的光。黑夜渐渐包围了群山古刹，殿宇楼台笼罩在朦胧的灯光之中。这时，Gaga 才起身离开。

"有一种奇怪的声音。"Gaga 边走边对静祠说。

"什么声音？"

"像是叫声，从什么地方隐隐发出。"

"你想多了吧？"

"但愿……"

"哎呀，瞧你疑神疑鬼的样子。"静祠嘲笑起 Gaga 来。Gaga 心想，难道自己神经敏感到出现幻觉了吗？真是奇怪了！

吱吱……吱吱……

没走出茶室几步，那个微弱的声音又响了起来……

"你听？"

"哦，你说的是它。"

静祠走向茶室另一侧，从房檐下拎出一个笼子，拿到 Gaga 眼前。

"就是它，一只小龙猫。我捡来的时候它快死了，现在这小家伙恢复得不错，就是偶尔抑郁，像这样对着笼壁发呆。"

"可怜的小家伙。"

小龙猫圆乎乎的小脑袋，长长的耳朵，浑身都是毛，像一个毛线团。一双机灵的眼睛咕噜咕噜转得飞快，肉肉的肚子又大又圆。静祠打开笼子，Gaga 伸手要摸。它又吱地叫了一声，跑到笼子另一边的角落，好像没有安全感，不许别人随便摸它。

"宠物也会抑郁吗？"

"呵呵。它们也是生命，也会有情绪啊。"

Gaga 点点头。

"让它陪陪你吧？"

"可以吗？"

"当然。看着它你会开心。虽然它脾气不好，但很有趣。你平时养小动物吗？"

"不养。"

"难怪你平常那么严肃。"

Gaga 接过小龙猫，爱不释手。

"不要让它剧烈运动，不然它会中暑死亡。"

"嗯嗯。"

Gaga 继续往外走，回头朝静祠挥手，静祠站在回廊的灯光下，身影模糊，一瞬间 Gaga 好像看到了自己的影子。

茶在唇齿间的滋味、静祠在橙色灯光中浅浅的微笑，都告诉 Gaga 她与静祠喝茶是真实发生的事情，而并非曹植对于洛神的想象。

晚上，窗外的雨声依然没有断，加深了夜的朦胧。Gaga 和文森回到了租住的民宿里，她的不安与恐惧像被雨水催了眠，此时的 Gaga 一如水里的鱼，悠然自得地躺在床上。

"对了，Gaga，"文森转身问 Gaga，"今天给自己打几分？"

"再加两分，五分吧。"他们相视一笑。

Gaga 吃过药以后，调暗了床头的灯光，平躺下来，慢慢地深呼吸，感觉肚子随着雨声一起一伏，想象着月光在厚重的云层中若隐若现。伴随着细微的光亮，Gaga 的身体随呼吸松弛下来，感觉两只脚轻轻浮起来。一阵风吹过，窗台上茉莉花的香味飘散在空气中，浓浓的，让人沉醉，恍恍惚惚间 Gaga 就有了困意，然后一下子就睡着了。

当晚她做了一个梦。恍惚之间，Gaga 觉得身体轻得如影子，踩着茂密如网的枝叶，越过重重群山，回到了与静祠饮茶的千年古刹。她们抬头一起看天空，觉得离天空越来越近，然后越过云层，挂在天上，成为星星中的一颗。

花开繁茂，星星闪耀。然而，没有不落的花，不然永远结不出成熟的果；没有不会结束的夜，否则黑暗将永远不会被光明取代。就像所有的痛苦终将消失，随着人的成熟和强大永不复存。

Gaga 在梦里发现自己成了天空的一部分。她均匀地呼吸，一觉睡到天亮。醒来时依然小雨朦胧，她想起昨天静祠的茶，给她带来了无与伦比的新鲜体验。

通过静祠手中的乐器，人与乐融为一体，乐与天地融为一体，仿佛是人和自然进行了一场对话。Gaga 能够听到，自然是有自己的语言的。这种完美的契合，激发出无限灵性，让人不再左顾右盼，不再彷徨失措。意识深处出现一条路，慢慢地直达内心深处。

Gaga 体会到，原来自然有本色，人亦有本心，只是她以前从来都看不见。她的脑子里装的都是周遭人强加给她的东西，使她不断违背自己的意愿，偏离自己的心意。

而自然传递给人的力量，可以使人战胜恐惧、忘记烦恼。把坏情绪放逐到自然里，让它随空气流动，消失不见，人就能重新获得自然的能量，发现自己不受外界束缚的本心。Gaga 仿佛领悟到了静祠所讲的修行，其实每个人都可以在纷繁复杂的世界中通过这样的修行治愈自己，给自己的心疗伤。

简而言之，就是给自己一个机会重新遇见自我、发现自我、领悟自我。

Gaga 正想着，村口广播站的声音响起。村主任正拿着喇叭广播，通知村民去南大街肉铺买新鲜的猪肉。村民们听到广播，纷纷约上亲近的邻居和家人，三五成群地往肉铺去。有开面包车的、有骑电动车的，带着大小不一的口袋，看来是要大肆采购一番。

"芳芳，赶紧去吧。肉铺门口已经聚集很多人了，我刚从那边过来，人挤人的，再晚就挑不上好的了。"屋主婆婆的大姐焦急地在电话里喊，叫婆婆去挑肉。

婆婆一边涂口红，一边迈着四平八稳的步伐应声往外走。

"走吧，Gaga。一起去看看吧，可热闹了呢。"

婆婆想叫 Gaga 一起去。

可 Gaga 躺在床上不理不睬，这样的状态已经好几天了，也不出门，白天躺完晚上躺，婆婆家的床都快被 Gaga 躺得长毛了。

婆婆悄悄走进屋，看了看一动不动的 Gaga，啧啧说道："又折腾瘦了，这孩子真可怜……"

"婆婆您先去吧，我来照看她。"文森放下电脑，走到 Gaga 屋里。

"可……你不得工作吗？你说你们这些年轻人过的都是什么日子啊！"叹了口气之后，好心的婆婆转身轻手轻脚地走了出去。之后，屋里又剩下一片死气沉沉。窗户内外气氛的对比是那样鲜明而强烈。

自从那天喝茶回来，Gaga 几乎认为自己得到了老天的眷顾，一切就要重新好起来了。她感觉自己又能重新开始写小说了，可文森死活不同意，一番争执之下，仿佛又都回到了起点，Gaga甚至有些恨文森。

大概有一个星期，他们两人都这样冷冰冰的，住在各自的屋里。文森在一旁观察 Gaga，而 Gaga 躲着所有人，只和小龙猫在一起。

龙猫胆子很小，一有声音就吓得要死，必须有东西遮挡才有安全感。一到雨天或凉爽的日子，小龙猫就躲在 Gaga 的被窝里，钻来钻去，时间长了，Gaga 觉得被子里有一股小老鼠的骚味。不过她却觉得很幸福，她给小龙猫起名字叫"五福"。

五福喜欢和 Gaga 一起听歌，而且爱"表演"、嫉妒心强，吃饱了就睡，不开心就发脾气，高兴了会趴在 Gaga 的脚丫上闻得陶醉。记性差得要死，典型的白眼狼。

说到五福的坏脾气，Gaga 真是服了。吃不好要生气，做噩梦没安慰要生气，不让咬东西也要生气。

不过只要给五福一颗小零食，它就会怒气全消，一脸幸福地啃起来，陶醉时还调皮地朝 Gaga 伸伸舌头。

Gaga 每天用好吃的哄着它，就为了五福能乖乖让她摸来摸去。有时候五福不让摸，她就强行摸。被 Gaga 摸完之后，五福通常会躲到一边，给自己做"护理"——干洗脸。两只小爪子来回在脸上打圈圈，360度无死角揉搓，洗完脸之后，它还会一根根整理自己的胡须，最后再捋一捋杂乱的毛毛。

不得不说Gaga的确有些"变态"，遇到这样的人，算五福倒霉。五福对自己这样牺牲色相只换得一点小恩惠也郁闷得要死。有时实在忍不了了，它便索性躺下装死：耷拉着耳朵，摊开小爪子，肉嘟嘟的身体横卧在地上，企图逃过一劫。可是它演技再好，短而急促的呼吸一样会出卖它，最后还是被Gaga一把抓住，任凭它怎么挣扎，也逃不出Gaga的手心，被Gaga不停稀罕。只要五福在身边，Gaga就能找回被遗忘的快乐。

这时节，院子里蝴蝶飞来飞去，绕着黄色的丝瓜花盘旋。盛暑已至，整面墙都被婆婆种的丝瓜、黄瓜、葫芦的叶子和果实覆盖。Gaga记得她刚来的时候，丝瓜的瓜藤刚长到窗户那么高，转眼就爬到房顶了。硕大的果实零零散散地挂在藤上，在阳光下看起来那么闪亮、新鲜。健康诱人的碧绿色，叫人垂涎欲滴。

时间过得真快。Gaga连日来的消沉在五福的陪伴下渐渐好转起来。一天午后，文森兴致勃勃地把Gaga拉进房间，要给她看一件礼物，希望和她和解。

"我不需要礼物，文森。真的，我什么也不想要。"

"为你好啊，你肯定喜欢。"

"又是为我好……"

"哦，不，不，我的意思是，你高兴，我才觉得生活有意义啊。Gaga 你要精神起来，为了你身边爱你的人，好不好？"

"这是什么？"

文森充满期待地看着 Gaga，然后把一个盒子从身后拿出来。

盒子不小，沉甸甸的，上面画着一幅乡村庄园的图画。

"这是……拼图！"

"是啊，Gaga 真棒。你来拼，慢慢拼，看着这么美丽的图案，心情一定会好的。"

"我不拼，我拼不上的！"

Gaga 拒绝了文森的礼物，转身就要走。

文森看着 Gaga，几乎就要哭出来了。

"Gaga，算我求你了。你告诉我，要怎么做你才会高兴呢？"

"那你来拼，拼好了给我看，我就原谅你。"

"哦，原来你这样小心眼。"

文森答应 Gaga 帮她拼好，到时候 Gaga 就要开心。

Gaga 点头答应，笑嘻嘻地望着文森："那现在就开始吧。"

Gaga 蹦蹦跳跳地走了出去，把傻开心的文森留在屋里。

她手里攥着一块拼图，是刚才说话的时候偷出来的。现在她准备把拼图埋在土里，虽然不会结出新的拼图，但她可以好好捉弄文森一番，为自己出出气。

　　就在这时，婆婆在门外高兴地喊 Gaga，告诉她有人来看她，让她赶紧出来。Gaga 吃惊不已，这个地方她没有告诉任何人，怎么可能有人来看她呢？这么奇怪的来客究竟是谁呢？

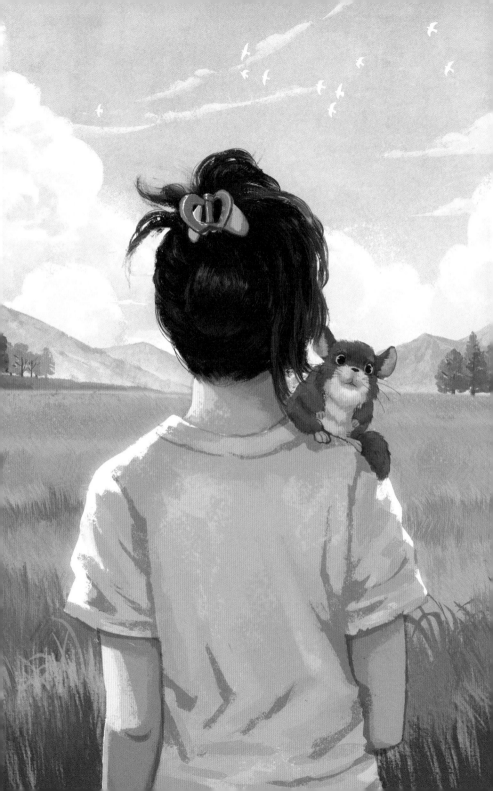

Q&A

问题一：为什么音乐能疗愈我们?

人脑最常见的基本脑波包括 Beta 波（13Hz ~ 30Hz）和 Alpha 波（8Hz ~ 12Hz）。在人清醒工作的状态下，Beta 波比较活跃，它与我们的日常思考有关，但同时也与焦虑和负面情绪有关。而当人处于深度放松的状态时，Alpha 脑波开始活跃，此时，人会感觉很轻松，而且想象力和记忆能力都有所提高。

每分钟 50 拍至 60 拍的音乐可以令大脑进入 Alpha 波状态，在心情不佳时，我们可以尝试听那些专门的 Alpha 波音乐或者一些自然声音，比如流水声、雨声、鸟鸣等。

在两千年前的中国，人们就发现音乐可以减缓心率，提高人们对环境的耐受力。古人认为，音乐存在归经的属性。简单来说，不同音乐的频率与所归经络引起的共振，借由经络循环而行进，进而影响脏腑和气血，起到调节情志的功效；而调节情志又能反作用于人体的脏腑、经络及气血，从而产生功效互补的作用。

比如，徵调式音乐的旋律具有积极活泼、热情洋溢的特点，能够振奋人心，如《步步高》；角调式音乐的旋律具有充满朝气、舒展兴发的特点，可以减轻忧虑，如《庄周梦蝶》；商调式音乐的旋律具有高亢宏伟、肃穆敛降的特点，能够平复愤怒，宁心静气，如《阳春白雪》；等等。

抑郁症多与肝相关，对于单一式的抑郁症患者来说，可多听角调乐曲。

问题二：养宠物是否可以帮助抑郁症患者走出来？

心理学认为，养宠物对抑郁症患者有以下好处：

（1）宠物的陪伴可以给人带来心灵上的抚慰，看到自己养的小动物每天活蹦乱跳，无形中会增加人的愉悦感，让人更加珍惜生命，尤其是那些毛茸茸的小动物，在心情不好的时候，摸着它柔软的毛，可以让人感觉到温暖，心也会平静下来。

（2）再聪明的宠物也需要主人的照顾，在照顾宠物的过程中，抑郁症患者可以建立自信心，提升成就感和被依赖感，这些感觉无疑会提高抑郁症患者对生活的热情，不再悲观消极。

（3）抑郁症患者不想和别人说的话可以说给宠物听，宠物是最好的倾听伙伴，把压抑的事情说出来，心情就会好很多。

生活中常见的宠物有猫、狗、兔子、鹦鹉、乌龟、金鱼。这些动物都很可爱，它们的陪伴能给抑郁症患者带来心灵上的愉悦感，让原本冷漠孤独的情绪有了温度。

但是，养宠物也要注意以下几点：

（1）选择适合自己的宠物。小狗很可爱，但是它的生活习性决定了它需要每天出去遛弯，如果患者的精力不允许，没办法满足它，把它关在家里，它可能会不高兴，会大声叫唤，用爪子挠门，影响患者的睡眠以及和邻居的关系。本来抑郁症患者的睡眠就不太好，养了宠物睡眠变得更差，这就有点事与愿违了。

还有的宠物掉毛严重，如果患者对毛发过敏，就不适合养带毛的宠物，可以选择红尾金龙鱼、罗汉鱼这些不掉毛、观赏性又强的宠物。

（2）尽量选择容易养、不娇气的宠物。如果不擅长养鱼，却买了几条鱼回家，因为不懂鱼的生活习性，把鱼给养死了。看着心爱的宠物死亡，可能情绪会更加低落，无法达到疗愈和陪伴的效果。

（3）尽量饲养成本低的宠物。有些宠物好是好，只是对环境有比较高的要求，养起来有些费钱。如果因为抑郁症的影响，患者已经无法工作，没有固定收入，那么，养宠物的经济压力会变成心理压力，同样不利于抑郁症的康复。

抑郁症患者自我价值感低，缺乏爱的能力，在养宠物的过程中，可以找回爱的能力和被依赖、被需要的感觉，所以，养适合自己的宠物能对抑郁症的康复起到积极的作用。

Gaga 的伤

一股热浪快把小村子掀翻了。屋主婆婆说，这时候不热，庄稼不熟。她热情地给大家端水泡茶，忙前忙后。

妈妈来了!

这着实出乎 Gaga 的意料。妈妈平时上班，今天来了，那就是说今天肯定是周末了。自从来到这里，Gaga 过的每一天都不需要计算，脑子里已经没有了周末和平时的概念。

"您怎么自己过来了? 我不是说去接您吗? " 文森紧张地说道。

"我看有车直达就自己过来了。" 妈妈一边扇扇子，一边说。

"居然自己能找来。" Gaga 自言自语，好像并不热情。不过妈妈的到来，让她心里多了一份踏实，尤其在这个时候，她发觉自己依然是个依赖妈妈的孩子。

屋主婆婆一家和妈妈寒暄了一番，婆婆就去厨房忙了。

"好像瘦了，"妈妈瞪了 Gaga 一眼，又唉声叹气道，"瞧你，怎么晒得这么黑，就不会躲着点太阳吗？"

"您倒是白，脸上又涂了几层粉啊？"

Gaga 觉得妈妈比她都爱美。满头小卷是新烫的，蝙蝠袖衬衫配一条豹纹萝卜裤，脖子上还不忘系一条小丝巾，抬手时胳膊上几件首饰碰撞发出叮当响声。Gaga 一撇嘴，小声补了句："又没有人看，累不累啊？"

妈妈命令 Gaga 去帮忙收拾她带来的生活用品，同时把李姨、王姨等亲戚朋友带的叮嘱 Gaga 的话，想起什么就没前没后地说了起来。什么"哦，你大舅说……""李姨说……"都从妈妈嘴里一股脑儿地蹦了出来。

"哦……"

"我跟你说，你别再熬夜了知道吗？"妈妈突然抬起头，严肃地盯着 Gaga。

"妈，你多住两天吧。"Gaga 借机凑过来，她不想气氛太严肃，好久没见妈妈，特别想让她哄哄自己。

"你也知道我睡不好，你在的话我就……"

"你想什么呢？"妈妈提高音量，熟悉的狮子吼马上就要出现，"我要上班你知不知道啊！"

"可是……"

"别成天说自己有病。本来没毛病，结果自己老瞎想。"

Gaga 沉默着不敢再多说话，生怕把气氛搞僵。这一天，她都看着妈妈脸色行事，晚饭都没吃几口。在屋主婆婆的极力推荐下，妈妈才答应跟着 Gaga 去村子里遛弯，四处逛一逛。虽然妈妈很累，也不热衷于散步，但 Gaga 很高兴能和妈妈走在一望无垠的晚霞中，这样的场景多久没有出现过了？

Gaga 透过妈妈的眼睛再一次观察这里的一草一木。妈妈说这个村子不大，但很整洁、美观，又有文化氛围，背靠着山，被水环绕，周围是枝叶繁茂的果树。贴近大自然，呼吸的空气都清新怡然，妈妈鼓励 Gaga 在这里多住一段时间。

"那妈妈周末也要来才行。"

"怎么这么黏人啊，你已经不是孩子了。"

没有得到肯定的答案，Gaga 低着头，不再说话。

妈妈在前面走，Gaga 就安心释然地跟在后面。

Gaga 觉得相比小时候和妈妈一起走路，现在妈妈的脚步变慢了。印象中妈妈的脚步是精致的高跟鞋匆忙地敲打柏油路的声音，而现在取而代之的是松糕鞋、大头皮鞋邋遢的鞋底摩擦地面的声音。母女之间总是这样，她知道你什么时候长牙，你却不知道她什么时候变老。

妈妈以前和自己一般高，而现在自己比妈妈高出了小半头。不，更准确地说，是妈妈在变矮……

唯一没有变的是妈妈那副瘦弱的身躯和永不低下的脑袋。的确，无论发生什么事情，她总是把腰挺得笔直，把头抬得高高的。一副不知疲倦的样子，让 Gaga 觉得妈妈永远不会老。

此时，Gaga 甚至感谢自己的病，她不想再像以前那样只知道赚钱、向上攀爬，谁都不关心，什么都觉得理所应当。她想以后多抽出时间，和妈妈像现在这样走走，哪怕什么话都不说，就只是和妈妈散散步。

可是，妈妈最近分明又瘦了，是工作太累了吗？ Gaga 有些心疼。

"妈，你累不累？回去吗？"

"你累了？"

"你不累吗？怎么感觉你瘦了不少呢？裤子都有点不合身。"

"我不是一直都瘦嘛？你又在瞎想什么？"

见妈妈面露不悦，Gaga 没再继续这个话题，只跟着妈妈往前走。

"再走走吧……"

Gaga 不知所措，甚至有点紧张，两眼盯着妈妈，想看她有什么指示。

"Gaga，你别老直勾勾看着我，眼睛总发什么直啊？"

"我……"

被妈妈这样一说，Gaga 有点愤怒。

"我听文森说你每天都躺着，这哪行啊？成天躺着不动，人不就废了？哪怕看看电视也行啊！"

"我没有啊。你老听他瞎说。"

"而且你是不是又跟他吵架了？我说你就是太矫情……"

"行了，我听够了！不然你回去吧，妈！"

Gaga 被气到要爆炸。妈妈的每个字都像把锤子，砸在她的脑袋上。Gaga 意识到一直以来自己是那么"虚伪"，在家人面前压抑自己，在外人面前伪装自己。真正的自己、真正的情绪一直被压抑着。久而久之，自己也会忽略自己真实的感受，不爱身边的人，有时候连自己的妈妈也会痛恨。

"哎……"妈妈叹了口气，语重心长地说，"没什么想不开的，对不对？坚强一点，别像温室里的小花。"

Gaga 最不喜欢听到的就是这句话，因为她确信自己从来都不是温室里的小花。只是即使她有心事也不愿向家人倾诉。尤其是妈妈，从小她身边只有妈妈一人，她不希望妈妈看见自己脆弱。

她必须保护妈妈，像男孩子一样强大。本来是原生家庭给她带来的伤，到头来却没人理解她的痛苦。

"难道……难道你不知道我病了吗？"Gaga 终于爆发了，"你以为我想这样？"

"Gaga，你在干什么？你在发疯吗？有病的不是只有你，谁没经历过挫折？你爸爸那时候……在我们母女俩最艰难的时候和我分开，我三天三夜睡不着觉，最后不也硬扛过来了吗？你难道就认输了吗？那这辈子就完了啊！"

"我就是这样，我做什么你都觉得不好！"

Gaga 知道，这是她和妈妈关系痛苦的根源所在。她一直以来还背负着另一个人的人生，就是妈妈的人生。妈妈实现不了的愿望，希望女儿通通可以实现，包括幸福的家庭、成功的事业、美好的形象。

"我这辈子不成功，没有过好，所以你必须得好。"这是妈妈眼睛里的话，这些话早就刻在了 Gaga 心中。Gaga 知道，如果自己失败了，就意味着失去了妈妈的心。

其实妈妈比谁都害怕 Gaga 倒下去，这是她不愿看到的。因此妈妈一向都是偏激的，对 Gaga 不鼓励，严要求。"你是我的天才，我为你骄傲"这样的话只会出自其他妈妈之口，Gaga 的妈妈对她说的永远是"你做的不对、不够好，你还应该再用心些"。如果失败了，妈妈就会摇着头说"没前途、没希望"或"这辈子完了"。

在这样的环境中成长起来的 Gaga 是叛逆的，她不想听妈妈的安排，不认同妈妈的话。但这只是表面，若真的叛逆，Gaga 也就不会让自己长期陷在痛苦中——Gaga 内心其实无限渴望妈妈的认可。

她总是处在焦虑的状态中，自我矛盾，不知所措。她恨这个家，恨自己。

这种无止境的责备、严厉的苛责，人总有承受不了的一天。所以从某种角度说，对于如今崩溃的生活，她觉得这也许是一种报应。

远远望去，村子西面是一座座低矮的山丘。很多个黄昏，落日都是顺着山崖沉下去，今天也不例外。山上的松树仿佛生长在热烈的花火中，绿色的山脉被不同颜色的光衬托，山顶上灰色的岩石也像被覆了一层光膜。

Gaga 这一刻觉得自己内心的渴望被释放，想轰轰烈烈地散发光彩。她迫切地想得到解脱，找到真正的自己。但是她不知道那个自己在哪里，又或者那个自己是否真实存在？

这时，《加州旅店》的音乐声响起，Gaga 抬头望去，只见一个酷劲十足的青年，全身黑色系，穿着机车靴，戴着牛仔帽，帽檐很低看不清脸，听着音乐，骑着小摩托路过。

这个青年停下车，跟 Gaga 打招呼："漂亮的小姐姐，买点山杏吗？对皮肤好。"

"不……"

嗯？ Gaga 听出了是静祠的声音。走上前，把握十足地一把摘掉她的牛仔帽。

果然是她！在 Gaga 眼里，静祠像从天而降的惊喜，如原野上吹过的风，似野马带着奔放和洒脱在草地上奔跑。

"哈哈，被你发现了。"静祠抢过帽子，爱惜地拿在手里。

"干吗弄成这样，装腔作势？"

静祠傻笑，没有回答。

"啊，这位大姐是……"

"打个招呼吧，这是我妈。"

"哎呀，哎呀，原来是阿姨啊。哈哈。"

"妈，这是我的好朋友静祠。"

Gaga 的妈妈面露尴尬，不过还是很愉快地跟静祠打招呼。

"静祠家也住在村子里吗？"

"哦，我没有家。"

妈妈一时愣住了，看看 Gaga，又看看静祠。Gaga 不说话，她得意地看着妈妈。

"没有家？你家里人呢？"

"他们不要我了。"

"这是怎么回事呢？"妈妈匪夷所思地瞪了一眼 Gaga。

"我有病嘛，抑郁症，家里人觉得我好不了了，就不要我了。我现在四海为家，也挺好的。吃喝不愁，看，我还有辆车呢！"

Gaga 的妈妈呆若木鸡地站在原地，上下打量着静祠，说不出话来。

"只有 Gaga 不会嫌弃我，所以 Gaga 妈妈也不会。"静祠显得颇有自信。

"妈妈？"

"当然不会了，这孩子真叫人心疼啊。那你和 Gaga 又是怎么认识的呢？还有你的病……"

"您心地真善良，和 Gaga 一样。不然您收留我吧！"

Gaga 看静祠说话不靠谱，就把自己怎么认识静祠、静祠又是怎么得病的给妈妈讲了一遍。最后 Gaga 说，如果静祠的家人早知道这是病，早点重视静祠，就不会是现在这个样子了。

妈妈完全被惊呆了，半信半疑地看着她们俩，仿佛想看穿女儿在整什么花样。可看着静祠，她又眉头紧锁，忧心忡忡起来。

这时，文森出现了，向她们招手，走了过来。他建议 Gaga 妈妈回去，商量一下明天送她回城的事情。

见文森和静祠打招呼并问候静祠，妈妈才知道原来 Gaga 没有骗她。临分别前，Gaga妈妈还拉着静祠的手，一副关切的样子，让她有机会到家里来玩。

Gaga心里冷冷地笑着，心想这时候妈妈还假惺惺地关心别人，自己生病都没见她这样爱护过，真是讽刺。Gaga催文森赶紧把妈妈带走，她不想再和妈妈发生什么不愉快。反正她们一见面就是争吵，从来都是这样，还不如不见面。对于妈妈眼睛里的不安与忧心忡忡，Gaga也假装没看见。

"早点回来，Gaga。"文森叮嘱Gaga。

"你老公对你真好。"

"这种好有时像枷锁。"

"你真不知好歹呢。"

"静祠你才差劲。"

说到"差劲"，Gaga突然想到这么多年来妈妈对自己的评价，又问道："静祠，你会在意别人对你的评价吗？"

"什么评价？"

"就是一些人对你下的定义，甚至是一些流言蜚语，我很讨厌这些东西，但总是会遇到。尤其是作为作者，写的东西没人理解，反而还要承受很多谩骂，我心里会很不舒服！"

静祠听了爆笑起来，捂着肚子笑个不停，笑得很夸张。Gaga觉得莫名其妙，完全不知道笑点在哪里。她看静祠这样笑，未免太做作。而且她感觉自己在被嘲笑，这让她不能接受。于是Gaga不耐烦地说："你别发神经了！"

"我本来就是神经病嘛。"静祠停止了笑，充满敌意地回答Gaga。

静祠沉默不语，推着车，一个人快步前行。Gaga觉得自己的话伤害了静祠，有点后悔，还很慌张，要知道这完全不是她的本意。

"对不起，静祠。我不该这样，可是我真的不知道说什么好。你不知道我有多在乎你，虽然我这样说你可能不太相信。我觉得静祠就是我的镜子，知道吗？"

"Gaga的镜子？"静祠放慢了脚步。

"嗯，就是这样。只有看见静祠你神采奕奕，每天充满活力，对任何事情都信心满满，我才有勇气面对自己。我知道这样说会很可笑，可是我真的没有别的朋友了，她们都离开我去过自己的生活了。有的时候打开手机，想找人说说心里话，却发现找不到一个合适的人。就算能说上几句，也都时间很短，再说就……"

Gaga说着说着就沮丧起来，半天都不再说话。

"Gaga，你总是烦躁不安，而且还很虚弱对吗？"静祠把Gaga没有说出口的话替她说了出来。静祠总是理解Gaga的，Gaga得到些许安慰的同时，更生妈妈的气了，连静祠都能看出来的事情，可妈妈居然……

"是，但是我妈妈根本不理解。"

"我知道那种伤害。虽然听起来只是几句话，没什么大不了，却会反复出现在耳畔，出现在脑海中，让人根本无法忽视。但其实这不是风动，不是幡动，是仁者心动。"

"什么意思？"

"曾有位高僧在台上讲经，有人问：'幡为何动？'有人说是因为风动，有人说是因为幡自己在动。在人们争论不休的时候，高僧说出了刚才那句话。"

"心动？又是在讲心？"

"是的。你的心就是真正的自己。不论这世界有多少人爱你、有多少人恨你，但你始终是你自己，从来没有变过，不是吗？"

"可我到达不了自己的内心。"

"可以的。你只要找到通往内心的桥。"

"太难了！我不像静祠你有信仰，我总是陷入困顿……"

Gaga 说到这里摇了摇头，都不敢接触静祠的目光。

静祠大笑："信仰是什么呢？就信仰善不行吗？善良会让人内心充满正念。善是万物的根，你听过'上善若水'吧？这就是善的最高境界了——如水一样滋润万物，而不与其相争。你也可以把这种善当成爱，去爱别人。"

Gaga 会意地点了点头，不禁感叹道："静祠，你是那么与众不同，走近静祠，我也会对自己莫名地有信心，这还不能说明静祠是我的镜子吗？"

"嗯……与其说是镜子，不如说我就是 Gaga 的药，经历过 Gaga 所经历的事情，能解开 Gaga 解不开的心结。"

Gaga 听了非常感动，觉得自己的心被静祠点燃了。静祠的话就像朗朗晴空下挂着的云，那样纯净通透。和静祠聊天不用拐弯抹角、遮遮掩掩，完全是人与人之间最单纯而质朴的状态。

"看你，平时是不是劳心劳神惯了？身体紧绷，一点也不放松。"

"是啊，你怎么看出来的？"

"看你的肩膀，还有腰线，都绷得很紧啊。"

"哦，好像是，你不说我不会去关注。没办法，我觉得身体的每个部分都在罢工，它们都对我的生活状态不满意呢。"

"我有办法。关注你的呼吸，呼吸可以让身体放松。"

"不就是鼻吸嘴呼吗？能有什么不同？"

"试试调理一下气息，比如腹式呼吸。"

"没听说过。"

"很多人欲望太强，呼吸通常很浅，没有办法做到完全放松。还记得我跟你说的人与自然结合吗？腹式呼吸也是，在放松的前提下，让身体更多地吸入氧气，对身体的各个器官都有好处，特别是可以调节神经。你可以通过呼吸让身体放松下来，感受自己身体的变化。"

"是吗？我好想学啊。"

"腹式呼吸的关键是集中注意力。有意识地延长呼气、吸气的时间，观察自己的肚子，进行慢而深、有规律的呼吸训练。"

静祠把具体步骤教给 Gaga，并把教做腹式呼吸的视频和进行腹式呼吸时听的音乐发给她，让她回去练习。

"呼吸其实就是身体和外界的交流。最高级的交流是一种感受，不是用语言或者某种文字记录下来的。"

"好的，我会去慢慢感受你说的。"

天色渐渐暗了，钻石般的星星爬上天空。明天又是一个炎热的晴天吧。

"天就快黑了，赶紧回去吧，Gaga。"嘟嘟的马达声响起，静祠发动了她的小摩托。

"再见，静祠。"

"我明天没饭吃，你愿不愿意行善，让我来你家吃？"

"哈哈，好，来吧，我给你做饭。"

Gaga 大笑起来，突然对明天有了期待。Gaga 感觉生活在慢慢回归正轨，它既熟悉又有点陌生，却不会让她慌张无措。因为她不再需要刻意迁就讨好，不再需要背负别人的期望，不再需要用欲望去填充空洞的房间。

　　一如此刻，晚霞正浓，只待明天……

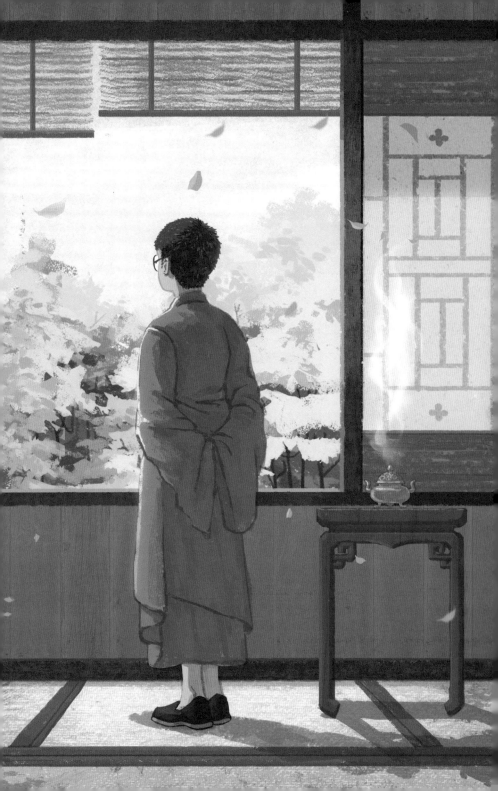

Q&A

问题一：导致抑郁症的原因是什么？

导致抑郁症的原因是多种多样的，也许是事业的不顺心，也许是婚姻或感情的破裂，也许是紧张的人际关系，也许是亲人的亡故，也许是遭遇了某个具有巨大影响性的事件，也许是身体上的某种疾病，也许是某一个不好的想法，也许是生活中的某种压力……

从表面上来看，抑郁症源于某个原因；但从根本上来说，抑郁症还是源于患者存在的不健康的心理模式，这种心理模式使患者不断制造、积累负面情绪。正所谓"冰冻三尺，非一日之寒"，虽然某种心理创伤或情结会引发抑郁症，但抑郁症实际上是一个

"滚雪球"的过程，是广泛、多重、交杂的情绪积累的结果。

问题二：腹式呼吸为什么可以治疗心理疾病？

腹式呼吸也称调息训练，即有意识地延长吸气、呼气时间，以腹式呼吸为主进行慢的、深的、有规律的呼吸训练，以实现自我调节的目的。腹式呼吸可以改善腹部脏器的功能，对安神益智有好处。近年来，腹式呼吸在调节自主神经、心血管系统方面功能显著，调查发现，腹式呼吸可有效缓解应激引起的生理反应。

腹式呼吸一方面可有效改善中枢神经系统缺氧状态，促进丘脑、脑干网状结构功能恢复，从而改善患者的睡眠状况；另一方面，腹式呼吸可有效改善机体压力感受器敏感性，反馈于循环系统，使得心率、血压下降，从而减轻心脏负荷、减少心肌耗氧量，改善心功能。

第三部分

新生

另一种颜色

在乡下居住有一段时间了，在这里的生活每一天、每一刻，对 Gaga 来说都是全新的体验。此前 Gaga 从来没有离开过大都市，对于清晨会听见公鸡打鸣这件事，她感觉稀奇无比，要知道，城市里连一根鸡毛都很难见到。想想城里大街上一家挨一家的炸鸡店，Gaga 以为鸡这种动物只能在餐桌上出现，没想到在这里见到了活蹦乱跳的。除了鸡，还有田野间各种颜色的吃草的牛，也让她深感新鲜，却不敢靠近，和这些"朋友"接触需要新的社交知识，但是 Gaga 还不具备。

说到在乡下和城里居住最大的不同，或许就在于前者推开门第一眼看见的是天空，而后者推开门看见的大多是别人家的大门。

所以似乎乡下人和城里人最大的区别，在于鉴别天气的能力。屋主婆婆的老伴儿就是鉴别天气的高手。如果他说今天是个好天气，那就不用担心被雨淋。

"大爷，您是学气象专业的吧？"

"农村人靠天吃饭啊。"大爷抽着烟，大发感慨。

"婆婆你干吗这么辛苦，到城里找孩子享福去吧。"Gaga问她。

"哎呀，这些瓜果梨桃的可离不开我。今年又种了花生，等成熟了炸油，给儿子拿去，城里没有那么好的花生油。"

说话间，一个小姑娘，打着一把红色的阳伞，踩着青绿色的苔藓，从树荫下欢快地经过，嘴里唱着《数鸭子》之类的儿歌。看见了她的爷爷，她马上叫住爷爷给她找鸟窝。

"找鸟窝干吗啊？"

"叫小鸟起床。"

"哎呀，娃娃，小鸟早就出门了，它可比你起得早。"

"那爷爷我们去采蘑菇好不好？"

爷爷一边笑，一边给小姑娘背上一个小竹筐，骑上他的电动三轮车带孙女出发了。爷孙俩的笑声回荡在绿荫中，远远地还能看见那把转动的小红伞。

这样的幸福千金难买。真正的幸福是不需要包装和诠释的。

村子里的卫生院早早就开了门。

这里的"名医"王大夫已经把用来针灸的床位一张张收拾干净，等着病人到来。

王大夫的好手艺在十里八乡有口皆碑。谁家有人下地干活受了伤都找他来扎针灸，赶上伏天前来贴膏药的也不少。大家落座后，你一言，我一语，很快就聊上了，一看全是同个镇上的人，几乎都认识。

王大夫热爱他的工作，无论看见谁来都能聊上两句，最喜欢聊的就是自己做赤脚医生那段难忘的经历。

这片土地永远属于热爱这里的人们。这样的乡村也被 Gaga 喜爱着。

Gaga 开始思考什么是生活，并且留意身边人是怎么生活的。

在大城市生活的人们太匆忙，太疲惫，就像身边飞驰而过的汽车，难以留下痕迹。相反，小城镇的生活虽然物质条件不如大城市，但是充满人情味，远看有意思，近看易"上头"。

每个人在 Gaga 的眼里都是值得探寻的，因为她能感觉到他们身上的生命力。

这种力量来自言谈话语间对某种事情的爱和眷恋。相较之下，Gaga 觉得自己很长时间以来什么都不爱，就像一个异类，混在人群中间，冷冰冰地跟所有人都保持一定距离，不敢说真心话。

久而久之，她对谁都抱有敌意，索性拒绝交流，而生活的唯一窗口就是一台电脑、一部手机。如静祠所说，Gaga 属于自己的内心大门早已被锁起来了，自己都不得进入。如果不是来到这里，她以为所有人都是这样生活的。

在乡下，跳出自己生活的圈子去观察别人的生活，Gaga 才发现自己身上的问题，这是以前的她从没意识到的。医生经常问她"会责备自己吗？"，Gaga 摇摇头一笑，真正的自己从没有停止苛责别人。

Gaga 总是怪文森不能给她安全感，但到底他要怎么做Gaga 才会满意，她自己其实也没有答案。如今看看静祠，她觉得自己的要求根本是无理取闹，说到底，安全感不是应该源于自身的强大吗？

现在再回想起以前的事情，Gaga 不再头疼，不再恐惧。Gaga 开始不喜欢过去的自己，她想和过去那样的生活说再见。

经过长时间的思考和观察以后，Gaga 对生活有了新的看法，发现了被自己误解的生活的真实面孔……

脚踏实地、不求捷径地做事，一天接一天地过是生活；一年四季的阳光洒在窗台，给予草木不同的姿态是生活；一次次被挫折打击却依然不放弃，不向困难妥协是生活；对无限种可能抱有期望是生活。

反观自己以前的生活，Gaga 想尝试改变，以一种全新的生活方式重新开始，不再混混沌沌。虽然 Gaga 对未来还没什么具体计划，但她正在努力让自己耳目一新。

一大清早，文森就带着妈妈回城里了。Gaga 起床洗漱之后简单吃了点早饭，依然去乡间小路上坚持运动。她的体力比之前大有改善，不再跑几步就开始喘。虽然跑得不快，但节奏合适，有的时候身体舒服了，还有不想轻易停下来的感觉。附近正在庄稼地里劳作的人看见她会微笑着打招呼，她也会鼓起勇气与对方目光相对，并聊上几句。

跑完步回去，在院子里看看花，听听音乐，然后将一张垫子铺在花圃边练腹式呼吸，体会身体因呼吸产生的变化。精神在这样的环境中放松，不再紧紧绷着。最近，各种小疼痛和脾胃不适的感觉也减轻了。这些天睡前虽然还需要吃安眠药，但起床后感觉头不再那么沉重，平时还有精力去照顾龙猫，以及留意身边其他的人。

Gaga 去屋主婆婆的房间看望她。婆婆说文森出发送妈妈回城之前在 Gaga 窗边放儿童歌曲，里面一堆小孩子叽里呱啦的声音。Gaga 听完笑了起来，没想到文森这么无聊。

"婆婆，我……"

婆婆站住，期待地看着 Gaga。

"没事。"

"想说什么就说吧，跟我一个老太婆有什么可顾虑呢？"

Gaga 有点不好意思，她觉得婆婆肯定认为她是个怪人。

"我不太喜欢说话，也不会讨人欢心，您别笑话我。"

婆婆满脸不解地看着 Gaga 笑着说："我要是也这样想，就跟谁都不说话了，那不憋死我了。"

Gaga 点点头，走上前，觉得婆婆多了几分亲切，她悄悄地问婆婆自己是不是看起来很不好说话。想到大老远来看她却吵了一架，之后就急匆匆回城里的妈妈，Gaga 的心里更不是滋味。

婆婆摇摇头，被 Gaga 问得有些尴尬："没那么多规矩。你看你大爷，每天有活就干，有饭就吃，不是一样高高兴兴的嘛！"

"嗯……"

"走吧，跟我去摘小葱。你来帮我吧。"

婆婆家北屋的门前种满了小葱，都是他老伴儿种的。大爷说婆婆喜欢吃小葱拌豆腐、小葱拌黄瓜之类的菜。尤其是到了夏天，每次吃饭的时候，婆婆就会去门前掐把新鲜的小葱，在院子里用清水洗一洗，小葱鲜嫩，带着晶莹剔透水珠在阳光下很招人喜欢。

Gaga 和婆婆一起摘葱时，突然有个想法，她想在文森赶回来之前，亲手做一顿农家饭给他吃。昨天静祠说也要过来，那就把静祠也加上。Gaga 来掌勺，婆婆来指导。

"这可是大惊喜啊。你老公一定会很高兴的。"

"就是辛苦婆婆您了。"

"哎哟，不用这么客气。只是你身体……"

"婆婆您放心，我感觉很不错。"

Gaga用力地点点头，马上去拿板凳和小刀，准备坐下来择菜。她不想别人再拿她当病人看待了。婆婆也不好再说什么，就按照Gaga的意思，给她分配任务。

茄子摆一堆，莜麦菜放一堆，还要去摘些瓜果。婆婆眼睛不好，拉着Gaga帮她数藤上一共结了多少黄瓜、丝瓜和苦瓜。

一阵清风吹来，叶子被一层层掀起来，Gaga站在藤下，抬着脑袋，转着圈数数。丝瓜藤顺着墙壁一直爬到房顶上，Gaga把梯子搬过来，爬到房顶上数丝瓜。

从上往下看婆婆的院子，四方形状虽然不太大，但干净整洁，布局紧凑。墙面周围，一排排整齐地种着蔬菜。玻璃窗下围了一圈木栅栏，种着牵牛花和绣球，零星散种了不少薄荷。南面房子的背后架了一张网，方便各种瓜爬藤。

藤下支了一把蓝色的伞，伞下有一套喝茶的桌椅，旁边摆满了茉莉，温馨而恬静，把灰白色的房子衬托得生机盎然。

Gaga数着数着就忘了数到哪里了，她拍拍脑袋，有些沮丧。这时，静祠在下面大声喊Gaga的名字。

那声音听起来撕心裂肺。

"Gaga，不要啊……"

Gaga 正要打招呼，静祠接着又说："有什么想不开的也下来再说啊，这样跳下来摔不死变残废不是更惨？"

原来静祠误会了。她以为 Gaga 要自杀……

婆婆叫 Gaga 赶紧下来，让她们尝尝新摘的瓜。被静祠这样一闹，整个小村子的人岂不都要过来？到时候婆婆可麻烦了。

介绍婆婆和静祠认识之后，Gaga 惩罚静祠吃苦瓜。静祠不同意，结果被强迫尝了一口。"咦，原来苦瓜不是苦的，是甜的。"

婆婆自豪地说，她种的是水果苦瓜，刚摘的时候最好吃，晾成干还能沏茶喝。

Gaga 在婆婆的院子里，找到了一种前所未有的新生乐趣，她想马上分享给静祠。

Gaga 开始变得阳光，不知不觉话都多了不少，她和静祠讨论她的全新生活观，还像主人一样，拉着静祠四处参观起来。东一句，西一句，虽然表达得很笨拙，不知道静祠能不能听明白，但这并不影响 Gaga 的兴致。

"我可不想当什么菜农。"静祠撇着嘴说道。

"是吗？静祠一点兴趣都没有吗？"Gaga 张着嘴，顿住了，不知该怎么办，一时间感觉很扫兴。"那静祠想要的生活是什么样的？”

"比较缥缈吧，没有这么具象。”

"不是行走江湖就好。”

"哈哈，瞧你说的，还江湖呢！”

静祠跟着 Gaga 来到她住的南房。她让静祠在厅堂等，然后进屋去取前两天在网上买的东西。

"Gaga 你在干什么？”

静祠东瞧西望，显得有点拘谨，拿起茶几上的水果没吃，只是闻了闻，又放下了。

"Gaga，你在干吗呢？”

静祠重复着同样的话，追着 Gaga 问不停。

"这个是送你的。”Gaga 从屋里拿出一样东西。

"啊？给我的吗？”

"看看吧，静祠。”

"这是什么？”静祠兴奋地站起来，一把从 Gaga 手里把东西抢过来。

"一张卡片。”

"卡片？怎么是卡片？好精致的小卡片。”

"这不是普通卡片！”

"八仙过海，各显神通啊，你这个有什么能耐？”

Gaga 把卡片拿过来，告诉静祠其中的奥秘："这是一张可以发光的卡片，在阳光下会出现奇迹，它亮起来像星光满天。我把天上的星星都放进去了，送给静祠。"

"好幼稚啊，"静祠笑 Gaga，"我在 Gaga 眼中这么幼稚吗？"

"静祠……你不喜欢？"

"可这是我的心意啊"，Gaga 没有讲出来，伸手想把卡片拿回来。

"别呀，这是我第一次收礼物。"静祠像被惊吓到的猴子，急忙灵巧地把东西揣起来。细长的胳膊一躲，Gaga 根本够不到。

"有点……激动啊！其实我是想说……"

静祠抓耳挠腮，抑制不住兴奋。

每个人都有得到幸福的权利，Gaga 也想让静祠开始新的生活。她愿意每天鼓励静祠，倾听静祠，哪怕她说再多遍一样的话，Gaga 都不会取笑她。

"对着它许愿会成真吗？"

"虽然……嗯，我想会的。"

"好，好，那我就能早日实现愿望了。Gaga 会支持我，对吗？"

"我不知道静祠的愿望啊。"

静祠想了想，把手机拿出来，打开手机钱包给 Gaga 看，里面一共 3654.2 元。

"加上我身上的 200 块钱，一共是 3854.2 元。这是我全部的积蓄。"

"哦，是吗？"Gaga 吃惊地看着静祠。

静祠毫不避讳，把自己所有的积蓄都拿给 Gaga 看，这个举动让 Gaga 想起自己上小学的时候，把压岁钱攒起来给大人看的事。

"静祠要把钱交给我保管吗？"Gaga 笑了，还跟静祠开起了玩笑。

"不是，这钱有用处。我想拿它买车票，去找我的恩人。"

"你恩人在什么地方？"

"在南方。我知道具体地址。"

"她会收留你吗？"

"不知道，就算不会，我去看看她总是好的。"

Gaga 一边想，一边点头："那你的这些钱是怎么来的呢？"

"实话告诉你吧，这是我辛苦赚的打工钱。"

"哦，是吗？静祠还会打工！"

"瞧你说的，我就不能工作了？"

"也对，我们静祠是无人能比的，是最有能力的人。"

静祠说："Gaga 你笑了！原来你笑起来眼睛是弯弯的，真好看。"

听静祠这样说，Gaga 突然想到自己很久都没有照过镜子了！她抬手摸摸自己粗糙的皮肤，一切恍然如梦。自己为什么会在这里？为什么会对着一个奇怪的人笑得这么开心？想想都觉得奇怪。不管这么多了，看着眼前的静祠，知道自己并非做梦就好。

"Gaga，其实我是想说，你有什么不开心的都可以告诉我，比如，和你妈妈之间的不愉快、工作上的压力，都可以。就算不能帮你解决问题，至少可以把你的不开心带走。"

"你都要去远行了，还能带走我的不开心吗？"

"总之，说出来，是第一步嘛！"

Gaga 觉得静祠的话简直说到她心里去了，对静祠又多了几分不舍。这些日子的经历如梦似幻，但 Gaga 觉得无论怎样，都是上天的恩赐。

"静祠你真好。虽然舍不得你，但我还是希望你能无牵无挂浪迹天涯，至少活成我羡慕的样子。静祠，你会很快就走吗？"

"要很久呢。这点钱哪够啊！"

"那不如你多去一些地方，我也和你一起去。"

"Gaga 也去？那太好了！"

Gaga 和静祠两人还一起绘制了一张"信仰地图"。曾经有人告诉 Gaga，一双好鞋，可以带女人去到她向往的任何地方。但她却为了赚更多钱，每一步都走得胆战心惊，不知不觉间成了穿着漂亮衣服的幽灵，全身挂满了属于别人的招牌，却早就弄丢了自己的心。而如今，抛开那些身外之物，一睁眼看见的就是藤上结的果实，日间和婆婆一起劳作，还可以专心和静祠设计她们的信仰之旅，原来生活并不只是一套衣服、一件首饰、一个包，它的本质是需要静下心一层层剥开来看的。不知不觉中 Gaga 仿佛又把自己找回来了，似乎未来仍可期，她可以慢慢好起来。这是几个月前，不知为何活着，愁得头发一把把往下掉的她想都不敢想的。

当文森回来时，Gaga 已经做好了一桌饭菜。像平常一样，大家洗手落座。每个人都看着文森，等着看他有多吃惊。

"Gaga 居然都做饭了？"当文森得知饭菜是 Gaga 做的时，几乎不敢相信自己的眼睛，看看 Gaga，又看看饭菜。

Gaga 说："菜是简单了些，凉菜比较多，大热天吃点面比较舒服。这面……可是手工做的呢！揉面团可真不容易啊。面团太软了面条就不筋道了，而且擀面也是技术活。"

"天哪，自己做的面条？"文森的声音像唱歌一样，而且还是走调的歌，"面条也是 Gaga 做的？"他就像没吃过饭似的，看着眼前摆的东西，尤其是那碗面。

静祠取笑文森。

"Gaga 以前从没做过饭吗？"婆婆有些吃惊地问道。

"当然不是。"文森赶紧解释。

大家都在笑他们。只有 Gaga 和文森知道，这意味着什么。

白色的骨汤清亮，没有大油花，不粗不细刚刚好的面条，新鲜的白菜鱼板面上点缀着香菜和小葱。

Gaga 明白文森吃惊的不只是那一碗面。她很久以前就答应过他要学做面条，做给爱吃面食的他。只是等待的时间太久了——对她、对文森来说都是这样。但有些东西不怕等，即使等得久了点，只要人一直在身边，就是好的。

这碗面好像是 Gaga 给自己、给文森的希望，生活慢慢地让他们知道，人生其实可以不难——有的吃，就足够幸福了。

吃过晚饭，Gaga 和静祠还有文森一起在林荫路上遛弯。

"今天累不累？"文森问。

"还好，很充实。"

"都做什么了？"

"做厨娘、做园丁……还做旅行计划。"

"都想去旅行啦？"

"愿望而已。"她和静祠四目相对，神秘一笑。

"不错。"

这是 Gaga 生病以来，第一次提到愿望。

文森心里知道，这对 Gaga 来说有多重要。要知道 Gaga 以前的状态是什么都不想做，觉得活着没意思，甚至想过死。如今Gaga像"活"过来了，Gaga嘴里的愿望便是信心。

"不知道你对这段日子怎么看，可对我来说，越在这里生活，就越觉得轻松和适应，我想我爱上这里的生活了。"Gaga说。

"为什么呢？"文森问。

"嗯，是感受吧。在这里我找到了一种新的活法，有了一种新的体验，和以前完全不同。我突然觉得以前自己有点像井底之蛙，以为自己好像很了不起，其实看到的只是头顶的一小片天空。"

"天空都一样，只是Gaga焕然一新了。"

"哦，是吗？"

"对，Gaga你变了。"

"是吗？这多亏了静祠。"

静祠挠挠头，对Gaga的评价有点受宠若惊，她补充道："其他都不重要，只要你记住这种感受。"

"记住这种感受？"

"你看，同一棵树能够结出不同的花吗？"

"不能。"

"树虽然不行，但人却可以。"

"你是说我们看到的事物虽然一样，但心里的感受却不同，对吗？"

静祠眼睛一亮，点了点头。

"是啊，Gaga，只要你心里感到幸福就好。"

今天对 Gaga 来说实在太有意义了！她不仅发现了生活中的另一种颜色，而且又找回了与文森之间消失了很久的东西，简直对自己信心满满，她在内心直接给自己加了三分——现在已经八分了。Gaga 觉得什么时候得到十分，就代表她彻底痊愈了。她开始期待这一天的到来。

溜达了一阵，静祠提出要回寺里了。文森牵着 Gaga 的手，顺着原路往回走，一边走，一边哼着歌。Gaga 细心地为文森拍掉衣服上的灰尘。文森吃惊地发现 Gaga 对于小细节的在意，这是生病时的 Gaga 不曾顾及的。

"也许，我和文森的生活也会迎来新契机。"

"哦？"

"并不是人人都需要用奢侈的生活来证明自己的价值，只要我们内心是幸福的，过什么样的生活都好。离开那些冷冰冰的高楼大厦和虚与委蛇的人吧，我的心已经不在那里了。"

"好，给我们一些时间来完成这件事情。"

"那我们击掌。"

此时，夜色初上，远处的景物正慢慢失去颜色，在一望无垠的夜空下变成一个个小巧的轮廓。

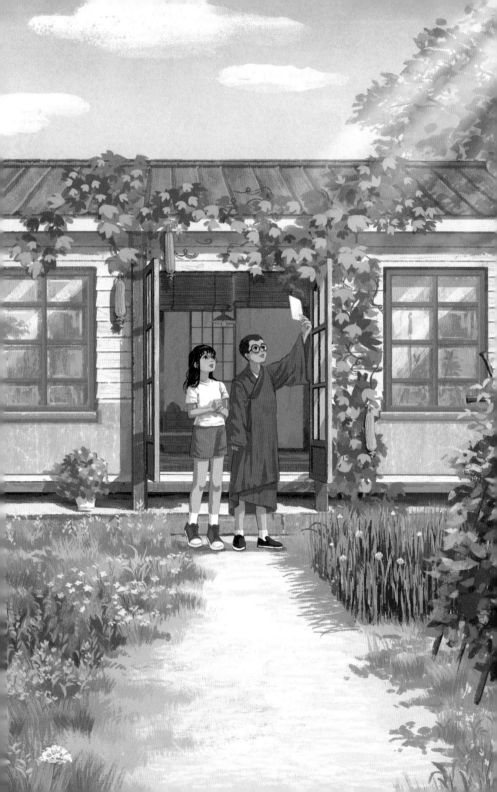

Q&A

问题一：为什么接近大自然有助于抑郁症患者的治疗？

准确来讲，应该是深入大自然，更有利于抑郁症的治疗。

自然环境更符合人本身的生物节律。我们现在每天都处在高楼大厦之中，又被灯光包围，在楼房里待着都不知道外面发生了什么，一天就过去了，如果不看时钟，都不觉得时间在变化。太阳的东升西落，温度、湿度的升降，四季的轮转，自然界的变化好像跟我们关系不大，只有在冷得不行、饿得不行，某种感受到达了阈值时才会引起我们的警觉，事实上这时已经是又"冷"又"饿"，身体显然已经亏多了。

自然界中有花香、微风，有流水、鸟鸣……不同感觉通道会接收到不同的自然界信息，这会激活人内心不同的体验，引起相应的不同感受，内在体验会随自然变化而不断变化，抑郁症患者更容易与此时此刻相连接，从糟糕的心情中脱离出来。心理学研究发现，深入自然能够改善身体状况，使心率下降、压力皮质醇降低，大脑更容易放松和休整。

问题二：抑郁症患者如何面对自己持续的负面情绪？

面对情绪，我们迫不及待地抵制它、控制它、打压它，可结果呢？我们不断地被拖进情绪的旋涡中，受其摆布，负面情绪在内心不断地积压。

其实当情绪产生时，我们应该做的是既不放纵它，也不打压它，而是取中道——观察它。如实地观察我们的情绪，便是真正的接受。当我们如实地观察情绪时，情绪就会渐渐失去力量，进而消失；无论它有多么猛烈，它也终将在我们的持续观察下消失。这是一种非常简单、非常科学且非常神奇的方法。但如此简单的方法，操作起来却并不容易。因为我们已经习惯了想要控制情绪，我们已经沦为了头脑的奴隶，成为一种被习惯驱使的动物。

"学会控制自己的心、控制自己的情绪"，我们都知道这个道理，且从小到大也一直被这么教导。但遗憾的是，能做到的人很少，大多数人往往被情绪牵着鼻子走。因为我们学到的更多是控制、打压。这种控制只会造成情绪更大的反弹、更大的压抑。

一个人要想过上快乐、自由、合乎正道的生活，他必须发展出正确的自主能力。这种能力不是一种对心的打压，而是一种对心的臣服。"如实观察"就是这样一种科学、简单的方法，没有抑制、没有打压，只是让一切如其本来地流动，顺其自然。人不会陷入其中，只是一个旁观者。

如实观察使我们活在当下，让心变得安定、平衡、平稳，当烦恼及种种负面情绪产生时，我们就只是如实地观察它，接着它就会渐渐失去力量并消失。一切的烦恼，一切的负面情绪，一切的不愉快感受，都将会在如实观察下被化解。然而，我们如何做到如实观察呢？这并非易事，因为情绪、感受是非常抽象的东西，而且在我们过去的成长过程中，也从来没有人教过我们这些。

有一个很巧妙的间接方法，就是借助呼吸。借由观察呼吸，从而做到真正地接受，做到顺其自然——既不放纵，也不打压，保持内心的平稳。

观察呼吸的方法我们在前面讲过。当我们对自己只是保持如实观察，一切的烦恼和混乱便会渐渐失去力量，进而消失。烦乱的心恢复清净，不安的心获得安定，一切的烦恼及负面情绪都会被清扫干净，心总是能安于当下，拥有平静和自在。

找到初心

　　整个夏天对 Gaga 来说都是那么不容易：有呼吸不顺畅的羸弱躯体，有捉摸不透的静祠，还有一整个不熟悉的世界。过去已经离她越来越远，她必须在慌乱中找到解决问题的方法。但这并不容易，但凡关乎人的问题，永远是复杂的。

　　北方的山区很大，除去四散分布的旅游景点和村落，其他地方大多只有草木，人迹罕至。每每下起小雨，山看起来像被一层薄纱笼罩着，雨后泥土的芬芳弥漫在山谷里，大地被润湿之后变得更深沉、更包容。夜晚风停下来的时候，除了鸟雀偶尔鸣叫，方圆几十里听不到任何声音。

　　Gaga 不知不觉在这里待了快一个夏天了。此时夏末的表现随处可见。树上的栗子和核桃要熟了，向日葵一片片排满在山脚下，绿色的麦梗上滋出金色的苗，有些花草已经开始枯萎，提前感知了季节的更替。

Gaga 的体力在继续恢复，她现在几乎可以从溪边一直散步到寺里。

寺庙里香火升起，Gaga 望着柳树下行走的僧侣，却没有看到静祠的身影。没有静祠的神峰寺，对 Gaga 来说是陌生的。这里的花草都是仰仗这片富饶的土地而生长出来的，但在 Gaga 眼中它们顷刻间似乎不复存在，只剩山顶上那些望穿秋水的石头。

一对鸽子扇动着翅膀，从禅房上方飞过，发出咕噜咕噜的声音。南风吹过，群山深处的竹林发出哗啦哗啦的响声，寺庙里的钟声也随之响起。在树木掩映、石阶流转的堤岸小路上，Gaga 往常从这里经过时，时常会遇见静祠。每个新的一天，在同一条路上，她也会遇见不同的过客，他们彼此之间形成了默契，给予对方问候，用善意迎接每一道目光。

Gaga 一个人走在庙里，恰巧迎面走来一个老奶奶，看样子年轻时她应该很漂亮。

她是一个人来上香的吗？ Gaga 心里想。

老奶奶主动同 Gaga 打招呼："你一个人吗？"

"嗯。您这是来上香吗？从哪个村子来的？"

"城里。"

"啊,那很远的。您一个人吗?"

"嗯,不过我是来找人的。"

"这里有您认识的人?"

"你看见我老伴儿了吗?我就是来找他的。"

Gaga 摇摇头:"从我进来这里没看见过其他老人。用我帮您吗?"

"不用。我自己找就可以。"

"您找多久了?要不⋯⋯"

"差不多一年了。"

她憔悴的面容让人看一眼就深感忧伤。

奶奶眼角深深皱起的每一根鱼尾纹都在诉说她的痛苦。

"需要我帮您做什么吗?"Gaga 又问了一遍。

"我好久都没有和其他人说话了,要不你陪我说说话吧。"

"好呀,奶奶,其实我也在找人,因为孤独而去寻找。"

"你找的人也不在了吗?"

"在。"

"那祝福你。"

"能告诉我在这里您能找到什么吗?"

"我想⋯⋯还是所愿所想吧。"

Gaga 猜想，老奶奶或许一直活在自己的想象中。想象自己可以在人群中遇见已经逝去的爱人，在转弯处看见他的身影。总之，孤独到极点就只剩想象在延伸。

"您看这天，又开始下小雨了。"

柳叶被雨水打湿，向着光的一面闪闪发亮。奶奶打着伞站在柳树下，叶子上的水缓缓流淌着滴下来，打湿了长满青苔的小路，落英缤纷，几乎把整条路都覆盖起来。

"哦，是啊。这场雨下过，夏天就过了。"

"这个夏天很美好。"

"是吗？姑娘，如果你在经历幸福，一定要好好珍惜。"

Gaga 觉得奶奶的一句话说到了她的心坎里。人一生所求，大多不如人所愿。幸而总有人会打开一扇门，迎接我们的到来。无论亲人也好，爱人、朋友也罢，他们都是我们生命里的光，我们应该在彷徨失措之时望望他们，去感受一下温暖。

顺着眼前这条小路往上走就能到达山顶，西边连接着的大路已经开始变得泥泞。

当老奶奶孤独瘦弱的身影在细雨绵绵的柳岸边消失的那一刻，Gaga 似乎读了一首属于这个夏日的最漫长的诗。这个世间从来都不缺故事。

突然 Gaga 好像想起什么，恍然大悟一样，急忙往山上走去。

她感觉静祠会在那里。当她气喘吁吁爬上山，一道青紫色的闪电从头顶闪过，静祠背对着 Gaga，在群山中如同沧海一粟，在松树下如同被人随便扎的一个稻草人。静祠果然在，Gaga 想去拥抱她，却站在原地没动。

　　"静祠，你相信吗？总有人会为你翻山越岭而来。"

　　Gaga 情绪很激动，说完以后又觉得自己有点傻。

　　静祠手臂动了动，没有转过身。

　　"静祠……你在听吗？"

　　Gaga 快步走上前，拉住静祠。可没想到她居然……

　　"你在干什么啊？"

　　"哎呀，被你看见了……"

　　"偷吃？"

　　"干吗说得这么难听？就是吃个豆包嘛。我一天要干很多活的，不吃饱点哪行啊！"

　　"那干吗跑这么大老远来喝风淋雨的？"

　　"清净嘛。这个豆包特别好吃呢！你看，好多豆。你吃不？"

　　"你吃吧。"

　　静祠调皮地做了个鬼脸，然后一口把豆包吞下，手在衣服上随意一抹。如同所有偷吃的孩子一般，她也会不好意思。

　　Gaga 看着静祠手背上还有豆馅留下的痕迹，满眼怜悯，突然特别心疼静祠。也不知道静祠平时都吃些什么，她在这里好像也吃不到什么。

"我说 Gaga，你干吗这么看着我？"

"静祠你想吃什么，我去给你买来。我开车很快的。"

"完全不需要啊。你还要去哪里啊？我们这山里什么好吃的都有，还有你意想不到的美味呢。"

想想这里不过是山区，能有什么了不起的东西呢？Gaga 觉得静祠在说大话而已，忍不住要揭穿她。

"说来听听？"

"就好比从山里刚采的蘑菇。这样的蘑菇只需经过简单处理，再搭配最简单的调味品烹煮就到了盘子里，最大程度保留了食物的本味，远离了人类的各种加工与包装，难道不是让人意想不到的美味吗？"

Gaga 一直以为所谓的美味就是世俗的山珍海味，令人大快朵颐，今天静祠给美味重新下了定义。

"确实是美味。"Gaga 肯定地点点头，"但什么是食物的本味呢？它好像不同于原味，我感觉自己从没有真正接触过。"

"我想本味应该是大自然赋予的味道，但这种自然之味几分在舌尖，几分在心间。"

"那就需要用心体会了。这不就是静祠说的修行无处不在嘛！”

静祠点点头，没有说话，她正注视着不远处的牵牛花。那几朵花开在悬崖边，已接近凋谢的时刻，却还在倔强地径自绽放。

Gaga 羡慕地看着静祠。此时静祠白色的衣衫在蒙蒙细雨中散发出一股澄净之味。

静祠看待事物总是这样超脱、通透。连一朵普通的蘑菇，经过静祠的描述，都充满了禅意。在她的影响下，Gaga 觉得万物皆有灵性。

“Gaga，你平时应该多吃绿色的东西和柔软的主食，少吃太辣的东西刺激神经。饮食也会影响心情呢！Gaga 听过五脏和五味之说吗？”

“没有。说来听听。”

“简单说，食物从味道上分为酸、苦、甘、辛、咸，养肝吃酸、养心吃苦、养脾吃甘、养肺吃辛、养肾吃咸。所以想要养好身体，食疗也是必要的。这种观念还可以上升到精神层面……总之人要持善念，才能使心归于平静。”

看着侃侃而谈的静祠，此刻，Gaga 内心无比充实和愉悦。

“Gaga，”静祠有点害羞地叫她，“我真高兴，有你在我就不用自言自语了。”

“那我就是你生命里的光，你说是不是？”

"是啊，Gaga 是我的光。你也是自己的光，别忘了！"

"我知道。"

最初认识静祠时，Gaga 总是想抓住她的手，让自己不再坠落。而现在的 Gaga 在不知不觉间已经摆脱了对那只手的依赖，慢慢开始变得主动，一步步走出心里的阴霾。

静祠为了不让 Gaga 淋雨，拉着她往山下亭子走。

"静祠，你还记得你说过的那座桥吗？"

"嗯，当然记得，通往内心的桥。"

"那时候我不懂，但现在我明白了。静祠就是我的桥。"

静祠淡淡一笑，然后问："那你到达内心的彼岸了吗？"

"虽然无法做到满目皆空，心无繁杂，但至少我的内心在告诉我一些事情，这是原来的我看不到的。"

"是吗？说来听听。"

"我想生活的苦难是无解的。没有人会给我们灵丹妙药，帮我们把所有问题一并化解，已经失去的也不会再回来。所谓治愈，是我们找到了一个全新的角度去看待原来的问题，审视原来的自己。"

Gaga 继续说："我的眼睛曾见过最美的风景，也曾见过人世间的尔虞我诈，曾见过贫穷与富贵，也曾见过虚伪与真挚。我曾经被这些真实存在的东西深深困住，无法自拔，以致内心充满了迷惘。其实最美的风景也好，最丑的嘴脸也好，不过自己的主观想法。聪明人总在想办法变换角度，脱离主观，客观地思考。我想起小时候玩的玩具万花筒，只要不断变换角度，就会从镜头里看见各种美丽的图案。但只要停下来，眼前所见也会固定下来。其实，终究所有的变化都掌握在自己手中。生活不就在这万般变化之中嘛，无法拘泥于一种。领悟到这些，我就不再恐惧，不再深陷于一处不能自拔了。"

"恭喜你，Gaga。你已经走进自己的内心了。领悟就需要我们自己走一段路去寻找答案，去获得经验。有些人这辈子都找不到通往内心的桥，而你是幸运的。"

如果说认识静祠是种契机，那这个契机对 Gaga 来说更像是人生之路上的一个礼物，让她对初心更加坚定。

在治愈静祠的路上，Gaga 也收获了自己的重生之喜。此时 Gaga 的眼睛里只有天空和地平线。不断有大片云聚集在一起，更猛烈的暴风雨也许马上就会来，该来的总会来，没有风雨就不会有改变。在暴风雨中每走一步，就又成长了一步。

"看，走过这片云，天就晴了。"静祠停下脚步，抬起手高高指向天空，让 Gaga 看。

"知道吗？Gaga，只有在这里你才能找到自己的初心。"

"这里？"

"你看，宽阔如本心的天空、可以去安静拥抱的群山、如希望般茁壮生长的树木，这些才是真正的桥。你要找的答案，大自然都已经给了你。"

"原来静祠说我拥有自己的桥是这个意思。"

Gaga 突然顿悟似的看向四周。

在这里，Gaga 在林间跑步，有蝴蝶引路；抬头仰望群山，绿树和鲜花漫山遍野；早早起床，聆听小鸟的鸣叫；不可思议地拿起锄头去劳作，感受大自然的生命力；去问候、帮助别人，让心灵获得愉悦感和充实感。渐渐地，Gaga 忘了当初的恐惧与焦虑，不再因不知所措而困扰。

也许 Gaga 已经忘记了自己、忘记了自己的病、忘记了求而不得的奢望、忘记了曾经留下的遗憾，在一个没有心灵边界的地方，重新找回了失去已久的初心，体味了为人之初的那些快乐和感动。就像婴儿时期的她哼哼唧唧地躺在摇篮里，因为温暖的阳光、悦耳的铜铃、妈妈皮肤柔软的触感而心生愉悦。

这就是人融入自然的最高境界：忘了眼前所见，不被纷乱的环境影响，心神安定，情绪稳定，不因外界的变化而感到焦虑和困顿。

曾经 Gaga 想，如果没有经历痛苦和艰辛，人怎么可能成就非凡？什么顺其自然，什么不强求，不过是懒惰的借口。但其实自然是有信念的，不然万物又怎么可能在自然的状态下开花结果，持之以恒地繁衍生息？天覆地载，万物自在，人不也是万物的一员？

人与自然融合，其实是让心灵感知自然，让身体感知自然，从而达到一种最舒服的状态。或许这就是天地与人之间的平衡点吧，最终让人与自然达到和谐统一。

这种感知就像一个优秀的画家对色彩的感知。即便在同样的色系中，也能感受到不同颜色之间极其细微的差别。

她想起自己小时候听身边老人说过的话："一年有 365 天，人体有 365 个穴位；地有九州，人有九窍；一年有 12 个月，人有 12 条经络；地球上的海洋就像人身上流淌的血液，仿佛我们身体的所有都能和自然一一对应。"这种说法固不足信，但毋庸置疑的是，人与自然有着错综复杂的微妙关系。人生于自然，长于自然，最终还要回归自然。

大自然的循环，如日月更迭、四季轮转都与人密切相关。而身体又和自然融合在一起，形成万物与我。这就印证了中医里"天人合一"的说法："上古之人，其知道者，法于阴阳，和于术数，食饮有节，起居有常，不妄作劳，故能形与神俱，而尽终其天年，度百岁乃去。"

用一定的方法养生，使人和环境相得益彰，从而延长寿命，便是古人的愿望。如今很多人不在意四季的轮转，不懂自然与万物的规律，所以总是耗尽所有，仍找不到好的方法，让自己生活得更好。诸如"食饮有节""起居有常"这种老论调反而是对身体有益的。与其熬夜、加班、胡乱耗尽神气，弄得精神萎靡、心神不安，还不如合理作息，坚持锻炼，用充沛的精力面对工作和生活。也就是说，修心、修身，才能康健。"天人合一"的思想既是一种境界，实则也是不治已病而治未病的方法。

在没有空调的时代，老人们总说心静自然凉。Gaga 记得小时候外公就是这样说的："让心完全静下来，想象溪水从心里流过，清风从心中拂过，很快就会有一种降温散热的感觉。"Gaga 曾经也试过，仿佛能够得到暂时的舒适，但还是不认同。现在回过头去看，这不也是因为人处于一种平和的状态中，内心自然而然能达到一种清凉的境界吗？一缕微风拂面，就能享受"天人合一"的乐趣了。小时候觉得这句话很可笑，现在看不免充满了心理学和哲学的味道。

由此可见，遵循自然规律是一切事物的根本。人只有回归初心，才能健康地成长；而违背自然，就会像过去的 Gaga 一样陷于困境。所以万物要顺应"天意"而成长，人也要遵循自然规律而生息。

上古时期，那些修行的高人，更是对人与自然的关系分析得通透、深刻。他们还能通过强大的自我信念对自然产生感知，从而总结出一些亘古不变的真理。

可见人是多么渺小，离开大自然人类根本无法自处。意识到人与自然的关系后，Gaga 产生了前所未有的触动。整个过程对她来说，就像给精神做了一个 SPA[①]。

简言之，在一个人心情晦暗、看不到希望的时候，能够给他勇气、让他恢复活力、带他重塑自我的，只有大自然。大自然中总有一个地方，会对人产生独特的吸引力。他会发现，走了很长的路，其实就是为它而来。无论多远都要找到它，踏遍属于它的每一寸土地，接近那里为美好而活着的人，甚至是为它留下来。总有一天，悲伤会在这种生命力前屈服。

"Gaga，你听到了吗？"

"嗯，是寺院里的钟声。"

"听说钟声可以消解人心头的烦闷。是吗，静祠？"

"是钟声掩盖了所有不必要的声音，包括内心的杂音。虽然声调单一，却可以和人的内心发生奇迹般的共鸣。"

不知是哪个人敲的钟，发出的声音格外低沉，却充满了力量。平稳的余音持续了很久，悠长而远阔，让听到的人内心充满

---

① SPA 是一种结合水、按摩、沐浴等元素来促进新陈代谢，使身心舒畅的减压方式。——编者注

了平静。

"虽然有一些感觉，但好像不能像静祠那样用心去感受钟声。"

"如果你再专注些，甚至可以感觉到身体某个器官在与钟声共振。"

"啊，是吗？"

"你还记得上次我们喝茶的时候，我告诉你的音律的作用吗？"

"记得。静祠说外部的声音可以影响人的情绪。"

"这钟声使人心平气和，就是这个道理。"

Gaga特别羡慕静祠——通过修行与顿悟，真正走出世俗烦恼，彻底摆脱名利之心。她觉得静祠在用一颗晶莹剔透的心感受这个世界。

钟声止息了。不经意间雨下大了。

"Gaga，快跑，避雨啊。"

说话间，静祠已经冲到了前面，Gaga急忙去追。

"静祠，你跑太快了！等等我啊！"

"你看我像不像一阵风？"

"何止，你马上就要成仙了。"Gaga打趣着说道。

"这是我的理想呢！"

Gaga 跟在静祠身后，觉得自己好像要丢掉什么一样，疯狂奔跑。

"这边……"

静祠停下来，向 Gaga 挥手，把 Gaga 招呼到路边亭子里躲雨。

"这雨还会下大的，我看不会那么快停下来。"

"也许你可以在这里成仙啊。"

静祠被 Gaga 的话逗笑了，笑得直不起腰来。

这时，路过的僧人看到她们，催静祠赶紧去干活。静祠急忙答应，拿袖子擦了擦头上的雨水。

"我走了，Gaga。有你在我不知道有多开心。你要注意自己的身体啊。"

静祠迈步往外走，Gaga 感觉静祠特别压抑，她就像这场雨，想倾泻，却又无从释放。

"如果不是遇见你，我想我就是这世上最孤独的人。那张卡片，我一直看……真的有光！"

"静祠，你……"

静祠用宽大的袖子遮住头顶，迅速走向雨中。雨太大了，走了几步，她索性放弃了挡雨。静祠瘦弱的身影在雨雾中几下就消失了，留下 Gaga 一人站在原地，想象着她的样子。

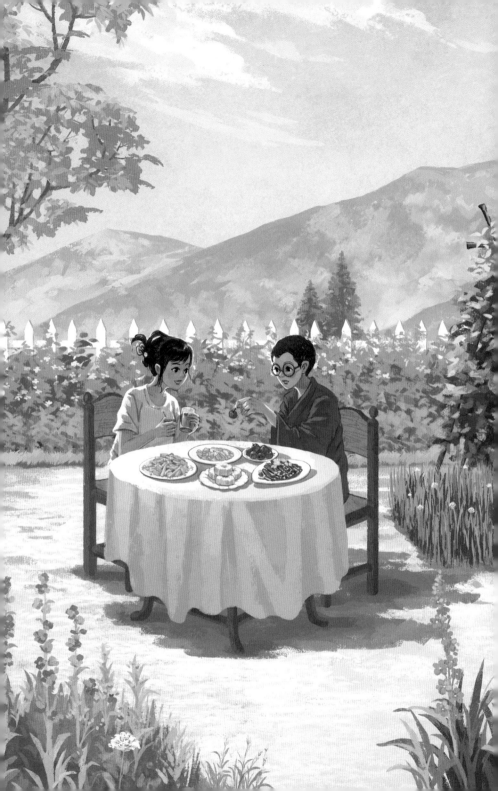

Q&A

问题一：为什么抑郁症患者需要陪伴者？

抑郁症的消极思想指向未来、指向他人、指向自己，负面信息是"自毁性"的——戴着墨镜看世界（当然也包括审视自己，无论事实是什么样都认定自己一无是处），虽然一切都是症状的表现，但如果任由患者一个人待着，患者被抑郁侵蚀的频率势必会更高，陷入得也会更深。

不少抑郁症患者是渴望陪伴的，只是没有被有效地陪伴，"陪伴"变成了"负担"。"无条件地接纳抑郁症患者的所有情绪、有条件地接纳抑郁症患者的所有行为"是陪伴的基准，围绕以上两条付诸爱与陪伴，效果会事半功倍。同时，抑郁症患者在病症中已经很痛苦了，甚至难受到想要结束生命，但他并没有这样做，这一定是因为背后有一个点支撑着他"要活下去"，陪伴者要在陪伴中挖掘出那个点，并点亮它。

当然，也可能因为性格特质不同，某些抑郁症患者本身就不习惯他人的陪伴，但给他空间的同时，也要让他觉得自己是被爱的、是有力量的。

把抑郁症患者当成是一个普通人，共情式陪伴，积极关注，给予爱，循序渐进地滋养他，真正做到有效陪伴。

问题二：精神心理科医生与心理咨询师有什么不同？

精神心理科医生利用专业的知识和技能帮助患者分析和判断病情，结合诊断标准和治疗规范进行科学的诊断，从生物学、心理学方面给予患者治疗建议，帮助患者恢复健康。

心理咨询师提供心理层面的支持和帮扶，根据抑郁症患者的状态不断启发引导，协助患者修正认知信念和思维模式。咨询的效果跟同盟关系、咨询师能力、患者本人意愿都密切相关，能否持续进行和是否有耐心都会影响疗愈效果。

与静祠分别

　　并不是梦！少女穿着白色的纱裙、淡黄色的凉鞋，搬过板凳坐在门廊下，侧身慵懒地梳理头发。门前纤细的芒草一层又一层，在风中影影绰绰，如浮游生物的触角摇来摇去。少女的影子在草间时而浮现，时而淡出，路过的人看到的都是片段一般的动作，很难看清她是什么样的人，又过着什么样的生活。

　　大蚂蚁招呼着小蚂蚁，大摇大摆地从马路上走过，它们抬着一段大肥蚯蚓的躯体，成群结队地往家里搬。

　　村口人家的主妇在案板上剁肉，菜刀敲击木板发出的"铛铛"声音传遍了整个村子。

　　不知谁家的饼铛上发出"刺啦刺啦"的声响，香气飘了出来，是猪油烙大饼的味道。如果再裹上小葱炒鸡蛋和酱肘子，就是一顿地道的农家饭菜了。所有的味道都在大饼中混合，伴着饼皮的余温一点点升华。在北方的农村，家家户户都喜欢这道菜。小孩子长大以后，无论经历了多少岁月、走到哪里，都忘不了这味道。

越是简单而质朴的东西，越不容易被淡忘。时光赐予它们不老的属性，变老的只有抚摸过它们的双手。

一个头发半白的大叔从家里出来，牵着他的狗，拉开了散步的序曲。村子里零星几拨人，手里拿着摇扇，在太阳还高挂西边的时候，早早就吃完了晚饭，出门遛弯了。

"是会保养的农村人。"屋主婆婆笑着说。

头顶艳阳依旧，只是不知不觉中燕子少了，这预示着夏天以它的方式结束了。下一个夏天回到这片土地上的是哪些燕子，谁也不知道，浓烈和喧闹被秋天的风吹散了。

Gaga 也要和这里说再见了。

"只是暂时先离开一段时间。"她对婆婆说。

"那有空再来吧，你是婆婆的贵客。"

他们老两口一直把 Gaga 和文森送到村口，没有再说什么，车开走了……

"你还好吗？"文森问 Gaga。

Gaga 点点头，没有回答。车行到交叉口，文森放慢速度。

指示牌上画着去往神峰寺的标记。文森抬手指了指，问道："要不要……"

"走吧……"

"哦。那走了？"

Gaga 看了看远方的天空，天空上飘着一朵孤零零的云。她紧紧拉着安全带的手松开了，又再度抓紧，最后把整个身子埋在座椅里，好像睡着了。

自秋田渐长的时候，Gaga 就没有再见过静祠。

静祠走了，她去追求自己的理想了，她最终成了一个孤独行走的流浪人。神峰寺始建于唐朝，经过历朝历代的变迁，送走的人中又多了 Gaga 与静祠。很快她们也将成为油画中的一笔，等着被永不回头的历史，吹干残留的墨迹，然后永久封存。

今年中秋来得特别早，那天中午还下了一会儿雨。静祠给 Gaga 发来一条信息，说自己头疼了一整晚，半夜给 Gaga 打电话，Gaga 并没有接到。

静祠说她决定走了——失眠的时候做的决定，一大早就买了车票，如果 Gaga 想再见她一面，那就在神峰寺外相见，只是不要过了午后。

Gaga 看见留言，放下手上的事情，在下着雨的山道上一路兼程，来到神峰寺，赶在静祠离开前赴约。

Gaga 在医生的帮助下，经过一段时间的康复和治疗，状态很快有了好转。前段时间她时不时就会回家，一边治疗，一边收拾东西，积极准备开始工作，尽可能快地使自己恢复社交状态。想想之前，她觉得自己好像做了一场很长的梦，想到不开心的地方，就主动过滤掉。如果说那个梦是灰色的，直到静祠出现，Gaga 才再度看见了色彩。

可这样的色彩，却如同脸上的妆，轻轻一卸就会掉。

神峰寺外空无一人，没有平日的人来人往，显得有几分凋敝。Gaga 走下车，在附近转了一圈，只见寺门紧闭，没有看见静祠。莫非她已经走了？

她急忙跑回车里拿手机，给静祠打电话。刚一接通，当静祠说"我在"的瞬间，Gaga 就看见她背着双肩包，站在风雨中。她告诉 Gaga 自己一直就待在石狮子后面，从早上约好时起，一直就在那里等。

"怎么，静祠你……"Gaga 惊讶得说不出话来。

静祠穿着一件黄色七分袖衬衫裙，旧球鞋配高筒厚袜子，就像一位来自远方的故人，熟悉又陌生。

静祠脸颊深陷，整个人瘦了不少，眼睛里有血丝，气色发黄，神情恍惚，脚步也不像平时那么笃定。她手里拿着被摸得黢黑的白鸭子钥匙链，一看就知道老摸不洗，太脏了。原来天下间超凡脱俗的女子也会喜欢这样的东西。

"我以为你不来了。"她说话的声音听起来有点无力，语速很慢。

"不会。"Gaga 毅然决然地回答。

"一起走走？"静祠轻声说道。

"好啊。人事易变，静祠也不例外啊。"

"怎么突然感慨起来了？"

"静祠你有点让人担心。"

"哎呀，就是状态有点差而已，我已经没事了。"

"最近都看不见你，我正准备中秋来看你，可没想到，竟是这般相见。以后……也不知道还能不能听见静祠的箫声。"

Gaga 无限怀念那个下着雨，和静祠手捧茶杯，道世间百态的下午。

"我应该不会再回来了。"

"是……吗？"

静祠背对着 Gaga，平日里嬉笑活泼的那个人消失不见了。

"我的恩人让我去黄山找她。以后我都会和她在一起。"

"静祠，这是你的决定吗？"

"是啊！"

"我还能再见到你吗？"

"就怕我也不知道自己会在何处，手机这东西有时候对我来说是负担。"

"明白。"

"Gaga 会不会觉得我……"

"不要说了。"

"上半辈子看过人来人往，如今身边只有 Gaga 一个朋友，现在也要分别了。"

"你为什么这么突然做决定？发生什么事情了吗？你可以告诉我。我不了解你的恩人，总是不放心。"眼下 Gaga 担心静祠，无可厚非，毕竟她太情绪化了。

"哎呀，这怎么说呢？我……"

"静祠，这里不属于你，我知道。你的信仰之旅，无论何时开始，又走向何处，我都支持，只是我希望你做的决定是对的。"

"嗯，Gaga，我知道你希望我留下来，因为你需要我。"

"别这样说。"

Gaga 几乎惊呆了。静祠居然能一眼看透 Gaga 内心所想。正如静祠所说，得知她要走，Gaga 有些失落。她自私地希望静祠一直都在，和神峰寺一样。但她知道这不可能，所以从没有表达过，只是一直都在身边支持静祠。

Gaga 靠在石壁上，转身看四周，山间一片空蒙。看着这光景怎么也想不到今天竟是中秋了。

月亮注定会圆，人却难以圆满。

"我给你带了月饼，留着路上吃吧。记住，今年的中秋，有我陪伴你。"Gaga 把月饼塞到静祠手里，笑了笑，感觉很勉强。

一阵沉默。半天，她俩谁也没说话。雨线越来越密，风雨交织在一起窃窃私语，但 Gaga 听不懂。

静祠的旧球鞋被溅上了泥点，原本白色的鞋，现在脏兮兮的，完全看不出本色了。

"对啊，我需要静祠，但静祠未必需要我。不仅静祠不需要我，其他人也不需要我。我太平庸了，对谁都没有用处。一个人活成这样，算不算失败呢？"

"Gaga 你总是这样敏感。你的头发长长了，真美！"

Gaga 的长发被风吹起，掠过她灵猫般的眼睛，淋上了雨，一缕缕地搭在白衬衫上，显得柔软而悲伤。

"我原本以为我找到了自己的价值，可……我太高估自己了。"

"Gaga 你在生病，和我一样，对不对？你这样想不好啊。"

"静祠，你一直都知道……"

静祠点点头："但你不是柔弱的女生，从来都不是。"

静祠从来没有这样直接地对 Gaga 提起过她的病，她一开始就知道 Gaga 的病是她的痛，静祠只是默默地尽自己所能，陪着 Gaga，引导她，希望帮助她尽快好起来。静祠曾说以后要和 Gaga 一起开启她们的信仰之旅，但 Gaga 知道自己已经失去静祠了。她内心里住着的孩子仿佛受到了惊吓，那孩子告诉 Gaga，她感觉好孤单，好怕被遗忘。Gaga 有些慌张，在乡下疗愈的这段时间，那个敏感柔弱的孩子仿佛已经被她催眠了，可如今又不安、焦虑起来。

"别说得好像你很了解我，我讨厌静祠这样的鼓励。"

"对不起，我就是这样，说话总是让别人不爱听。"

静祠在道歉，她以为自己做错了事，惹怒了 Gaga。可 Gaga 知道她没错，这样任由自己胡闹，对静祠不公平。她摇摇头，无可奈何地说："真的考虑好了，就安心走吧，只要你确信自己所做的是正确的。"

话一出口，Gaga 叹了口气，语气反倒轻快起来。总不能出尔反尔，当初自己那么支持静祠，现在不能失信啊。她感觉自己刚刚好像一副被抛弃的样子，太可笑了！

"静祠就像个孩子一样。你让我怎么放心呢？何必非要离开呢？"

"你在说你自己吧？"

"这难道不是你说的嘛！我们的心里住着一个需要被保护的

孩子！"

"总之，我还是要走的。"

虽然不知道那个失眠的夜晚，静祠经历了怎样的思想风暴，导致她非要离开，但 Gaga 知道自己留不住静祠——静祠的内心她根本看不懂。

"对于静祠，现在，我只剩一个问题。"

"啊，Gaga 的问题太多了，你饶了我吧，我……"

"静祠，你会不会忘了我？"Gaga 眼神充满坦诚，态度却很坚定，让静祠无处躲闪。

"忘？"

"静祠会忘记我吗？"

"不，不会！死都不会。"

这句话直击 Gaga 灵魂。在无意义的生活和虚伪的世界中，Gaga 的善意对静祠意义重大，而静祠的出现也带给 Gaga 一段难忘的经历。Gaga 知道自己要寻找的东西已经找到了。或许静祠也在寻找，相比 Gaga 她更需要这种寻找……

"哦，对了，我有一个特别的东西要给 Gaga。"

静祠拍了拍 Gaga 纤细的胳膊，然后取下背包找东西。

她把 Gaga 的手拉过来，从书包里拿出一个瓶子，郑重其事地交给 Gaga。

"哎呀，太贵重了吧。"原来静祠给 Gaga 的是香物。

"这东西给你才算找到了爱惜它的人。"

Gaga打开瓶子，细嗅沉香飘出来的味道。闻不到木质的气息，只一股淡香飘过鼻尖，让人神魂沉浸其中。

"它的妙处要点燃之后才知道。有些人在闻香时，为了不扰乱香的纯粹，都不敢让鼻子呼出的气息和香的味道融合。而且对原料的切割，横向或纵向产生的气味也不尽相同。我这种粗人自然是不讲究的，但那毕竟是对香的恭敬。"

"说来听听，愿意请教。"

"沉香是沉香属和拟沉香属物种的统称。它是很多国家和地区传统利用的香料，也是一种名贵药材，有极高的药用价值，有上千年的应用历史。而我的这瓶沉香，来自太阳升起便能照耀到的地方，聚集了朝阳之气、日月精华，即便燃尽仍能慢慢散发淡淡的香气。"

"说它是穿越岁月的奇迹也并不为过。静祠，你的这份礼物太贵重了……"

"这是你与它的缘分。人有人的性情，香有香的芬芳，结识一款钟爱的香，就像认识一位谦谦君子，叫人心悦诚服。同样的香，在不同人手中散发出来的气韵和魅力也不尽相同。焚一支香，品人生千般滋味吧。"

"说得太好了。我喜欢'品'这个字，但凡是岁月的馈赠，越品越能明了其中深意。我和沉香的缘分，不正如与静祠你的缘分嘛！"

"Gaga 说的对。"静祠听了满意地点了点头。

"沉香对神经和心灵都有益处，会让身心放松，对睡眠、对情绪都有治愈作用呢。"

"那我肯定要试试。可是，静祠你也睡不好呢……"

静祠笑着摆摆手，说她马上就要好了，让 Gaga 放心。

"Gaga，你来这里就是为了治愈自己……对吗？"

"是啊。静祠什么都知道。"

"那现在呢？"

"嗯？"

"你幸福起来了吗？"

"我不确定，但应该不会再像以前那样。"

"我不知道你发生了什么，每个人都有不开心的原因，但一定要让自己重新打起精神来。只管做好自己，对自己的心有所交代就够了。"

"但行好事，莫问前程。"

"总之，你明白我的意思就好。对了，那只龙猫你要好好照顾它。"

"你是说五福？"

"五福？哈哈，这名字不错。它终于有了安定的家，不用再在夜晚孤独地叫了。"

静祠恢复了往日的沉着淡定，但她的内心却是孤独而寂寥的。不过现在她的心有强大的力量，能把这种悲伤转化为新的生机。

这就是静祠，一个患有重度抑郁症的病人，被生活剥夺了全部的幸福，但她拼尽全力生活，拼命让自己开心，让别人开心，像太阳一样照耀着身边的人。Gaga 觉得自己何其有幸，能看到静祠笑着前行；又何其有幸，能被静祠的笑治愈。Gaga 对幸福的感知，其实并非因为悟性提高，而是被静祠对"幸福"的态度感动。而这样的相处，马上就要变成一种奢望。静祠离开之前给了 Gaga 一个大大的笑脸，那是 Gaga 最后一次看见静祠。

在急功近利的年月中，在这样一座山中与静祠相遇，在几个月的时间里畅谈、论道，从彼此陌生到成为知己再到无话不说，如今回首，令 Gaga 念念不忘的依然是静祠那颗珍贵的心，就像一支散发着光芒的烛火。与静祠有关的——松林间柔和的风、惆怅的雨、幽微的茶香，都像梦境一样存在于 Gaga 的记忆之中。"四海之内皆朋友"这句话 Gaga 从不认可，用一生的时间遇一人说尽心事，就如同一醉解千愁的那种畅快之感，才是 Gaga 的追求。如今 Gaga 确定静祠就是那个人，可她就要离开了。

"静祠，我送你下山吧。"

"不用，Gaga。"

"至少送一段吧？"

"不了……"

"真的不要我送吗？你幽居深山这么久，外面的世界你要多加小心啊。"

"知道了。你不要送。"

静祠摆摆手，把书包背在肩上，向山下走去。

Gaga 的眼睛里飘进了雨点，看起来红红的。

"再见！静祠！一路平安。"

Gaga 也不再强求，快步走进车里，坐在驾驶位。雨刷器每摇摆一次，静祠的身影就再一次映在 Gaga 眼前。她挂了倒挡，一点点往后退。静祠转过身，朝她挥手，就如同那一天她站在银杏树下朝 Gaga 挥手那样。只不过那一次是她们彼此走近，而如今方向却变了……车还在后退，雨中静祠的身影如同一幅画，映在 Gaga 黑色的眼眸里，留给她无尽想象。有些人，也许只有在记忆里才能一直熠熠生辉。

回去的路上，秋色渐浓，雨渐渐停了。天空破涕为笑，出现浅浅的一抹蓝色。一道霞光穿透云层，映射在山间，整个林海立马明艳生动起来。

Gaga 把车停在路边，在一条小山路上走着。她身上有一片卷曲的红枫叶，大概是刚才和静祠在一起时落下的。她小心翼翼地拿下来，捏在手里，身边是一人多高的芒草成片摇曳在风中。草穗子上也有不少落下的枫叶，在阳光下呈现出一抹鲜红，竭力展示着对于自然的眷恋。

"落叶要归根啊。"Gaga 张开手掌，像放飞小鸟一样，把枫叶撒向风里，任其飘落。

山间不同种类的树木线条优美，彼此之间的界限层次分明，榆树、杨树挺拔有力；松树、杉树则更深沉、更有底蕴。各种颜色的线条蜿蜒几十里拼接在一起，光和影也在林木间交织在一起，在秋色的映衬下壮观夺目，妙不可言。这样的景色令 Gaga 触目兴叹。大自然无限包容，人似乎永远都可以在它身上找到答案，却始终不能了解它的深度，所以人注定是肤浅又患得患失的生物。就像 Gaga，已经在慢慢接近希望，却又偶尔会因一叶而障目。

那天晚上回到家后，Gaga 的心情跌落谷底，当晚又一次失眠。那些不舒服的感觉，又跑出来纠缠她。她躺在床上一动不动，脑子里却思绪纷飞，曾经发生的很多事、身边出现的很多不重要的人，都在她脑子里转来转去，她呼吸混乱，手脚无力，辗转难眠。

如果给自己打分的话，她又一次输给了软弱的自己，分数再度归零。

"Gaga，你告诉我实情。"

"嗯？"

文森的质问把 Gaga 从思绪中拉了回来。

"为什么你非要离开乡下？其实你还可以住一段时间，不用这么着急回来。最起码等情绪再稳定一些，大家才放心啊。"

"谁放心啊？"

"你……怎么又任性起来了？"

"你没看我妈都急了吗？她说我'泡病号'，就知道玩，没有责任心。这都是她说的啊。"

"你可以不用管，她随便说的。"

"不是，她从来都认为我不对，我做什么都不对。我告诉她静祠走了，我心里难过，想和她聊聊天。可她说我只会逃避，出了问题就逃到外面，连家都不要。文森，我……一无是处，只会叫人失望，对吗？"

"Gaga，你又在钻牛角尖了。想想静祠的话……"

"对，我又这样、又那样了！谁也帮不了我。如果我一直这样，那你准备怎么办呢？"

"如果 Gaga 一直这样，我就一直开导你。"

"不会厌烦吗？"

"瞧你问的，你是我老伴儿啊。"

"哎呀，瞧你说的。"Gaga 笑了起来，心里的抑郁和不安，瞬间被文森的话驱散了。

"文森，以后你生病，我也会这样照顾你，因为我们是彼此的老伴儿！"

文森轻轻握了握 Gaga 的手，欣慰地点点头。

一个周末很快就要过去，新的星期将近。自从静祠走了以后，时间在 Gaga 看来过得飞快，好像只过了一个晚上就深秋了。她开始去上班，一切都回到从前。晚上她早早躺在床上，调整呼吸，按静祠教她的那样放松身心。

她闭上双眼，感受自己的呼吸。忽然，身边的手机铃声响起，仿佛很急促。她莫名地不安起来，拿起手机一看是妈妈的号码。她犹豫了一下，但还是决定接通电话，她预感这个晚上她们又会吵起来。

妈妈在电话里的声音不像平时那么严厉，Gaga 问她有什么事。

"Gaga……"

"妈，你大点声，怎么那么神秘啊？"

"Gaga，我要不行了。"

"啊？什么？你在说什么？"

"我……"

电话那头没有了声音，屋里很安静，Gaga 只能听到自己的心跳声，和一个生命即将消逝的哀号……

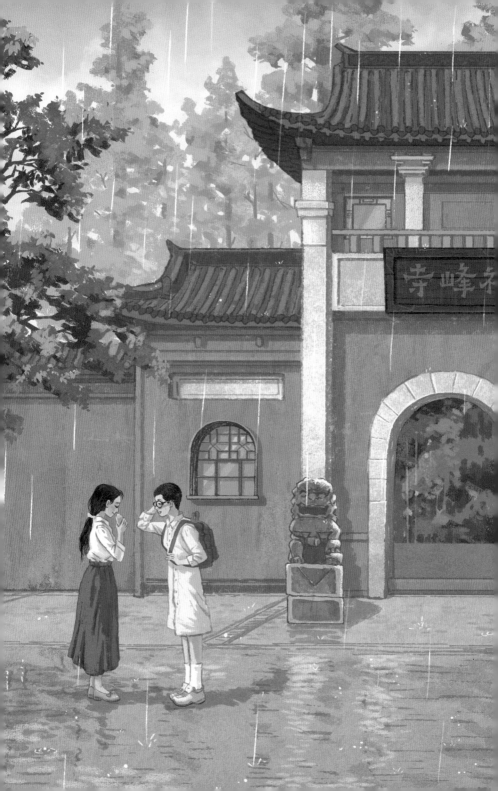

Q&A

问题一：家属和朋友如何与抑郁症的人相处？

　　家人给予抑郁症患者一定的理解和支持是非常必要的，这有助于患者建立起对生活的信心和希望，有助于患者走出抑郁。我认为，无论抑郁症状是否严重，重要的是患者一定要怀有信心和希望，反之，一切都将变得困难重重。

　　家人的理解和支持不应仅停留于道理方面。要知道，患者本人懂的道理并不比他人少，但抑郁症患者知道道理却无法践行，所以，一味地对患者进行思想开导，有时反而会让患者产生挫败感。

　　要想有效帮助抑郁症患者，在我看来患者家属需要做好以下九点：

（1）帮助患者制订一个可实施的行动计划，最大限度地调动患者去参与，如运动、旅游等，做简单而又容易完成的事情。只要患者不是强烈抗拒或厌烦的，并且是积极、正面的，都可以引导患者行动起来。

（2）帮助患者养成规律的生活作息，尤其在入睡、起床方面尽可能形成一种规律，避免患者大量时间赖在床上，否则，只会变得愈加消沉。

（3）尽可能让患者保持清淡的饮食，这有助于患者的消化。除此之外，也要让患者保持一种规律的用餐习惯，即便患者没有胃口、不想吃，也要鼓励其进食。

（4）家人要最大限度地陪同或参与到患者的行动计划中，不断地勉励和督促患者，以便患者能持续地坚持。

（5）减少接触喧嚣及复杂的社会环境，长期处在简单、松弛的环境中，可减少患者的触景联想及分别心。

（6）即便是简单的行动计划，对抑郁症患者而言，都可能是一件困难的事情，这就是抑郁症的系列反应，正是需要患者去克服的。因此，家属要最大限度地鼓励、鞭策患者坚持行动计划。

（7）鼓励患者积极寻求专业的心理治疗或心理疏导。当然，也可以鼓励患者严格按照本书中的方法舒缓自己的情绪。

（8）协助患者走出"病耻感"的误区，积极寻求专业人员的持续帮助。

（9）审视家庭成员间沟通和情感的表达方式，尤其是孩子出现抑郁情绪的家庭，更应努力营造温暖、平等、和谐的家庭氛围。

问题二：为什么对于抑郁症患者，自愈尤为重要？

从某种程度上讲，所有抑郁症的治愈，都是自我的疗愈，专业老师的帮助及方法都只是给予一个正确的引领，协助患者找到自己内在本就具有的能力。如果患者不对心理做一个正确、正当的梳理并进行改变，且仍然像以往一样去看待生活和事物，那么，自愈是很难的。

对于抑郁症的疗愈，我认为，如果患者已尝试多种方法努力调节，却没有得到改善，那么，很可能是其方法存在问题，对此，寻求专业的帮助或一种正确的方法是非常必要的。

问题三：如何通过香薰疗法抗抑郁？

香薰疗法是通过植物自然挥发或燃烧释放芳香，从而刺激人体的自然疗法，是一种补充疗法。嗅觉通路是进行香薰疗法的主要途径之一，嗅上皮与气味分子相互作用进行气体的感知和初步传导，将植物芳香物质的化学信号转化为电信号，沿着嗅觉神经元轴突传递至嗅球，最后到达与嗅觉皮层密切相关的大脑区域，如海马体、下丘脑、嗅前核、杏仁核等，参与调控情绪表达、认知记忆、焦虑及失眠等，从而调节神经疾病。

香薰疗法在中国有着悠久历史。广义的香薰疗法分为两类：一类是通过燃烧释放芳香，古代称之为燃熏；一类是通过自然挥发释放芳香，可选择佩戴或悬挂香囊。

抑郁症的病症与大脑神经突触间神经递质浓度不足有关。香薰疗法可以作为治疗抑郁症和继发性抑郁症的一种补充疗法。沉香香薰，以及佛手柑、花梨木等芳香植物精油都具有抗抑郁的作用。

人间烟火

Gaga 冲进妈妈家门时，看见她用手肘支撑着地面，背靠着沙发，仰着头喘气。每吸一口气，她都先要努力向前探出脖子。

"怎么回事啊？是心脏不舒服吗？"

妈妈眼睛瞪得大大的，看着 Gaga，嘴唇发紫，身体也在颤抖。她含糊不清地说了几句 Gaga 听不懂的话。

"赶紧打 120 吧。" Gaga 站起来找电话。

"我们开车直接去医院，快，没有时间了！"文森让 Gaga 照顾一下妈妈，他去开车。

一通折腾之后，三人上了车。这时候，妈妈仿佛越来越不安。她大概很害怕，嘴里念念叨叨说个不停。

"跟你说了，我不去医院，你怎么就不听呢？你怎么什么事情都不让我省心？"

"那你想死吗？"

"我就是死在家里也不要你管。"

Gaga摇摇头，她已经不指望这辈子能得到妈妈的谅解了，只求她能平安，这就是她作为女儿的心愿了。

医院入口处排满了车，长长的一条车队。妈妈不再说话，怎么问都不回答，Gaga和文森吓得面面相觑。这时，Gaga看见急诊楼前有医护人员推车出来，她急忙跳下车，把用来运输病人的推车截住，并和医护人员说明情况，几个人把妈妈安置到车上，朝急诊室飞快冲去。

夜色中，急诊室的灯刺得人眼球生疼。妈妈躺在中间，几个医护人员把她团团围住。

"哎呀，怎么肿得这么厉害？"

"会影响呼吸，赶紧测一下心率、血氧、血压……"

"不好，都肿到腰部了。"

"心率太快了，接近180。已经心衰了，病人很危险……"

医生的每一句话从Gaga耳边经过，都会引起她一次惊慌。

"家属赶快去签字，不要站在这里了。"Gaga觉得全身发冷。

"在病危通知书上签字吧。"

"您是说……我妈……"

"对，病人随时有生命危险。"

"请你们一定要救救我妈。无论需不需要自费，我都同意。"

Gaga 在很多张纸上一一签字，根本无暇顾及纸上的内容。

文森回家去取妈妈住院需要的东西，Gaga 则留在抢救室外等待。在抢救室门口等了将近四小时，医生终于结束了对妈妈的抢救，并让她转到心脏重症监护室。

"她没有脱离危险，我们现在要找到心衰的具体原因。"医生告诉 Gaga。

"医生，我母亲就拜托您了。"Gaga 站起身，给医生鞠躬致谢。

可医生接下来的话，令 Gaga 不知如何应对。

"你的母亲拜托给别人，那你的责任心在哪里？"

"我……"

"你知道吗？我们询问你母亲情况的时候，她告诉我们，很长一段时间以来她晚上都睡不着觉，躺下来无法呼吸，只能坐在床上，弯着腰，把头抵在腿上，才能勉强睡一会儿。这么严重的情况，她都不敢告诉你，一个人撑着。可你在干吗呢？"

"怎么会这样？"

"是啊。你们这些孩子，真是让人没办法。"

"她为什么会喘不过气呢？"

"积水进肺里了，她现在乳酸值很高，如果持续居高，人撑不过三天。你有个心理准备吧。"

空荡荡的大厅里，此时就只有 Gaga 和文森。天已经亮了，可 Gaga 眼前依然是黑色的。

文森抱住 Gaga，让她先回家休息。

"妈妈说的没有错，我一无是处，还休息什么呢？"

"Gaga，你别忘了你也是病人。"

"文森，我连做病人的资格都没有。我如果不生病，她就不会没人照顾。我很小的时候，爸爸就离开了我和妈妈，这家里只有我和我妈。我一直都像男孩子那样往前冲，尽管我不够优秀，她总是埋怨我，但我从来没有逃避过。真的，我只是觉得太累了，想喘口气，我妈就这样了。我可能生下来就没有脆弱的权利。这是我的命！"

"Gaga，你还有我。"

"但我必须自己去面对。静祠说得对，我从来都不是脆弱的人。文森，你放心吧。无论发生什么，我都不会倒下。"

"Gaga，你真的这样想就好。"

在空旷无人的大厅里，Gaga 的声音是镇定而沉稳的，她意

外的冷静给了慌乱的文森一种力量。同时，文森对突然转变的
Gaga 也有些担心。

一夜未眠，在霜降日的第一缕微光中，Gaga 的脸色显得十
分苍白，黑色的瞳孔异常明亮。那是文森熟悉的 Gaga，看起来
很弱小，但有一种倔强的生命力在不经意间爆发出来，释放出光，
感染周围人。这样的 Gaga 就像一棵树，即使环境再残酷，依然
不屈不挠地抗争着，尽管历经痛苦，但终究会长出最繁茂的枝叶。
文森对这样的 Gaga 有信心。

经历了暴风骤雨，才能迎来真正的成长。

人和树的共同之处在于都要面对现实，而现实既有美好，也
有残酷。放弃了抗争，就等于等待死亡。

在文森看来，Gaga 没有放弃抗争，不仅如此，眼前的
Gaga 目光中还多了些许柔和，这是以前的她不曾有的。

文森带着 Gaga 回家，吃过早饭，安顿她好好休息。

"Gaga，你再多休息会儿。"

"我没关系。"

Gaga 躺在床上根本睡不着，焦虑让她浑身麻木，四肢无力。
她没有告诉文森。她需要勇气，可是那份勇气怕是已经随静祠
而去……

在这等待的一天中，Gaga 话不多。她脑子里反复想着一件

事情：医生说妈妈可能会有生命危险。Gaga 知道自己必须坚强，必须回到生活，成为支撑家庭的信念。

如果妈妈不在了，对她意味着什么呢？她心里第一个放下的应该就是对妈妈的恨意，而且她相信妈妈也不会恨她。尽管她没有活成妈妈期望的样子，但这是妈妈活着时的遗憾，不应该带入死亡。

如果妈妈真的走了，她就再也不需要为这个世界的挑剔而自责了。可是非要用死亡来解决吗？除了遗憾，她们母女之间就没有其他了吗？

Gaga 让记忆在心里流淌，一点点回到儿时。

一个个痛苦童年的画面在她脑子里浮现。在学校里活得像空气，在家里随时被苛责，听妈妈夸奖其他人的优秀，每天责怪妈妈不应该生下自己……真的糟糕透了！Gaga 越想越心凉。

Gaga 想抚摸有温度的东西。于是走到笼子边，把小龙猫取了出来，可很快又被它挣脱了。

算了，Gaga 无力去追五福。她静静地坐在地上，低头发呆。动物就是动物，怎么可能会懂得人心呢？随它去吧，所有的东西最终都会远离自己，只有孤独是永恒的。

就在 Gaga 深感绝望的一瞬间，轻轻的脚步声响起，微小而谨慎的声音在 Gaga 身边停下来。房间里又变得悄无声息。

"你回来了？" Gaga 抬起头，吃惊地看着站在自己面前的小龙猫。

它又回来了，站在 Gaga 面前，显得那么小，就像一个灰白色的线团。这只毛茸茸的小家伙，正用小眼睛注视着 Gaga。

"你是来找我的吗？"

Gaga 下意识地朝它伸出手，在它犹豫的片刻，一把抓住它，抱在怀里。

"连你也知道我的悲伤吗？" Gaga 喃喃自语。那个温热的小身体接触到自己皮肤时，Gaga 觉得内心仿佛被融化了。

转天一大早，Gaga 和文森就去了医院。医院大楼里没什么人。看病的人还都没来，医生也才刚刚上班。

有人从 Gaga 面前经过，叫了 Gaga 的名字。原来是经常给她看病的精神心理科医生。

"怎么这么早就来了？"

"我今天不是给自己看病，是我妈妈，她病危住院了。"

"我好像记得你母亲。"

"啊，您记错了吧？她从来没有陪我来看过病。"

"对，但我肯定认识你母亲，她是自己来医院的，是背着你来的。"

"怎么会这样呢？她怎么了？"

"那时候你生病，她是来询问你病情的。大概就在一个月之前，那时你状态不好，她很不放心。她问得很详细，还拜托我一定要给你信心。"

"原来是这样啊……"

"你妈妈现在情况怎么样了？"

"目前还没有结果。"

"哦，相信医生，照顾好你母亲。那我先去工作了。"

"好。太谢谢您了，医生。"

原本医生说早上会告诉 Gaga 和文森检查的结果，但到了中午也没有消息。这半天过得就像在绞肉机里绞，Gaga 等到这会儿几乎要冲进重症监护室。

也许就是这样的偏执，才是错误的根本所在。经过这些事情，Gaga 发现自己很可笑。她可以接受自己的不完美，却不能接受别人的不完美，不能接受事情不按照自己的计划发生。如果她懂得谅解，现在就不会这样痛苦，更不会一直让自己深陷其中。虽然并不是所有的事情都是一句谅解就可以解决，但妈妈是她应该懂得去谅解的。

"文森，如果以后没有机会了，你觉得我还应该跟妈妈说点什么？"

"不会的，别瞎想。"

"生命就是这样，有来有去，遗憾是永恒的……"

说完 Gaga 自己都笑了，眼睛里泪光涟涟，嘴里荡漾着苦味儿。

这时，重症监护室的大门打开了，几个护士分列两边。Gaga 和文森站起来，文森紧紧抓住 Gaga 的手。Gaga 死死盯着打开的门，连眼睛都不敢眨一下，呼吸几乎静止下来。

一辆推车被推出来，发出刺耳的声响。他们看见车上躺着一个人，身上盖着白布，从头盖到脚，什么都不露。

这意味着什么，谁都知道。

在 Gaga 跪到地上之前，有群人冲过来，抢在她前面，抱着车上的人大哭起来。

Gaga 和文森被吓着了。两个人对视了一眼，谁也不知道这是什么情况。

"这群人是谁啊？你认识？"

"别胡说，文森。"

经过询问后才知道，推车上的人和他们没关系，但着实让他们吓了一跳。

"你母亲目前脱离危险了。"护士长把 Gaga 叫到一边告诉她。

"哦，那我……是不是应该接她回家？"

"说什么呢？还要在这里观察十几天，之后再看情况，具体的去问主治医生。"

"好。谢谢您了。"

Gaga虽然已经两天没怎么吃东西，但询问完医生母亲的病情走出医院时，她感觉脚下的步子很轻松，并且吵着要自己开车，还要和文森去吃火锅，结果都被文森拒绝了。

"我知道你昨天晚上根本没睡觉。"

"你知道？"

"嗯，因为我也没睡。"

"文森，最近这段时间，你又要忙工作，又要照顾我，现在我妈又病了。其实你比谁都难。"

"Gaga，你说我们为什么会这样？"

"是我不好。"

"为什么呢？你觉得自己哪里不好？"

"我……其实一直以来，我都活在迷茫和自卑中。我不知道自己怎么做才能让我、让我们幸福，更不知道我能不能做好。从小到大，我都是个失败者。"

"可你……"

"不用说了。经过这些事情，我觉得自己看问题太片面了。我被自己困在一小片世界里，我责备自己、惩罚自己，对不幸童年的无法释怀，让我用错误的方法去面对所有事情。"

"如何错？"

"我以为拥有更多，就能更成功、更幸福。我们都想拥有令人羡慕的生活，可那并不是生活的真谛，根本不是！"

"这不是错，谁不想拥有更好的生活呢？"

"用钱高高堆起来的东西，毫无温度，那代表的只不过是自己的欲望和贪婪。你看看我们，谁都不管，终日忙碌，终日埋怨，对所有人都失去信任，可到头来，自己却迷失了。"

"你现在不迷失了吗？"

"我看见妈妈从我身边被推走，戴着氧气面罩艰难呼吸的时候，我不迷失了。越偏执越容易把自己困住。我已经醒了，如果不是遇见静祠，我还会一直错下去。是她让我发现了幸福的真正含义，幸福与否与财富多少根本毫不相关。"

"那你觉得我们的幸福是什么？"

"是你、是我，如果我们让家里的每一个人觉得幸福，那我们就是成功的。"

"Gaga，你刚才说你想吃火锅？"

"是啊，怎么了？"

"那我们最好赶紧去，不然没有位子了。"

"啊，太好了！"

文森看着 Gaga，她眼里的温柔和所说的话，让他内心踏实安宁。一直以来，他何尝不是迷茫的，他最无助的就是不知道如何给 Gaga 安定的感觉。他知道自己做得不够完美，但他一直在努力。

可现在 Gaga 成长了、强大了，从挫败和打击中走了出来。她重拾了面对困难的勇气，不需要再依赖任何外力。这样的 Gaga 已经能够得到满分痊愈了，并且让他感觉到家的温馨与可靠。这是几个月前几乎失去信心的他完全没想到的。

"Gaga！"

"嗯？又怎么了？"

"我要谢谢你，没让我失去你，而且你拿到了满分。"

Gaga 坐在车上微微一笑，扭头看向窗外。

一整条街上种满了银杏树，耀眼的金黄色树叶把秋天装点得像一场盛大的节日。起风了，街道上穿行的车都带着金色的光，从 Gaga 眼前一闪而过，一群小孩子依旧蹲在便道上捡树果。

如果静祠……Gaga 想起静祠，想起古寺里那棵巨大的银杏树，想必这时节正是它散发光芒的时候。休养了一个夏天，重新回到之前生活的城市，看到鳞次栉比的广告牌不断更新，Gaga 突然感觉眼前的一切有些陌生，仿佛已经过了几十载。静祠再也没有音讯，永远活在一个属于她的世界里。也许以后会在通往某座古刹的道路尽头遇见她，也许会在某个陌生的站台不经意与她擦肩，也许她只是独自一人泛舟于烟波浩渺间……说到底，对任何人来说，静祠都可以是一种精神。她是 Gaga 对希望的照见，也是一个出现在脑海里的声音。特别是夜深之时，她总是在某个时候突然出来，跟 Gaga 说："做自己的光，温暖你自己。"

如今的 Gaga 已经不用再服助眠的药物，并把生活安排得很充实。每周周末都会自己在家做饭，坚持运动；早起去聆听鸟儿鸣叫，听到雨声会沉浸其中；临睡前点一支沉香，呼吸冥想；时常约上朋友，去山里走走，寻找一些新鲜的山果子给五福吃。Gaga 说，并不是非要把情绪附着在自然上，而是无论身在何处，人的心和自然从来就没有分离。这个家里已经有了属于 Gaga 的生活之道。

用淡然的心去感受繁华世界，不慌不忙过好岁月赐予的每分每秒，便是 Gaga 心中所想。Gaga 不仅没有放弃写小说，还把静祠也写进了小说。Gaga 希望无论是她还是静祠，都不要轻易放弃，人生总有下一个不期而遇。

生活依然是一天又一天。如今的神峰寺不让外人进入，遗世独立于深山之中。

有时候想想，静祠就好像是另一个 Gaga：一个是原始、真挚的自己，另一个是失败、不堪的自己。拥有 Gaga 所没有的一切的静谧，把繁华还给了世界，留阳光自在心间。她从思想深处走来，在初心中成长。Gaga 与静谧的相遇，就是一段 Gaga 寻找自我的旅程，是自己与失败的斗争，温暖了时光，驱走了风雨，在 Gaga 平淡如水的人生中悠然泛起涟漪。

接妈妈出院那天，已经入冬了，又来到了一年中的最后一个季节。

妈妈坐在轮椅上，早早就被护士推到大厅等候家人。Gaga 拿着厚厚的羽绒服和文森走下电梯。人群中她一眼就看见了妈妈，她瘦得那么醒目，甚至令 Gaga 感到有些心酸，但依然爱美，穿着羊毛大衣，把腰带系得整齐利落，头上戴着 Gaga 新给她买的羊毛毡帽，脚上穿着长靴。

她看见 Gaga 向她走来，高高举起自己的手，每一根手指都又细又长，但皮肉已经有些松弛。妈妈的手一直举着，生怕 Gaga 看不见她，带着强大的力量，傲立于人来人往的大厅。Gaga 如今才明白，那是妈妈带着倔强和不服输的生命力。

"这是我女儿，她来接我了。"妈妈拉着 Gaga 不肯放手，直起腰身，把她介绍给身边的每一个人。

所有人的目光都集中在 Gaga 身上，让她觉得十分难为情。只见母亲满脸笑容，不胜骄傲。

"把羽绒服穿上吧，外面已经凉了。"Gaga 说着，就要给妈妈穿衣服。

"干吗啊，我才不穿那么难看的衣服。"

"冷啊！妈！"

"我不冷，我好得很，不用你瞎操心。"妈妈瞪了 Gaga 一眼，把衣服推开。她的力气好像比 Gaga 还大，弄得 Gaga 下不来台。周围的人笑着，带着祝福把她们母女俩送走。妈妈永远都是这样，Gaga 知道她的好日子又回来了……

人生真是一场漫长的修行。

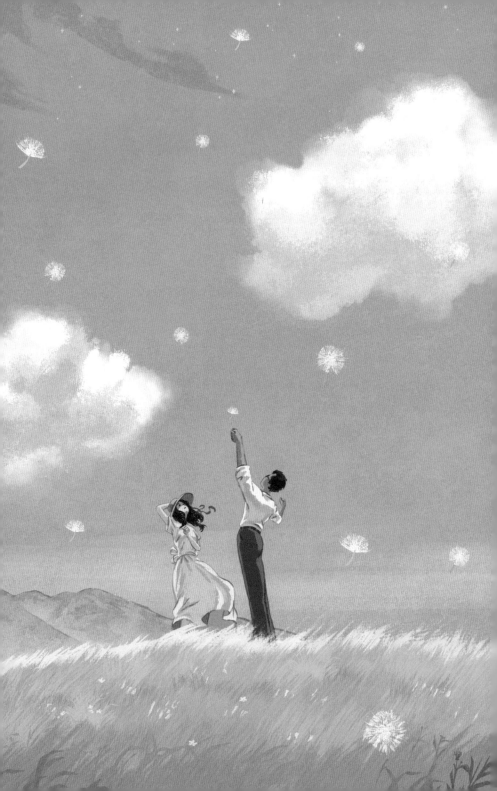

Q&A

问题一：为什么抑郁症容易反反复复？

抑郁症容易反反复复的根源是……没有真正好！

我见到过不少的抑郁症患者，治疗后有了明显效果，就立马中断治疗了——不仅停了药，也不去找医生复查了，心理咨询更是直接拒绝进行。这时患者往往进入了一个误区：自己感觉好多了，就误以为自己好得差不多了，不用吃药或看心理医生，靠自己就能搞定了。

值得肯定的是，通过治疗，他们的症状在很大程度上有了改善，只是这些患者对最终的疗愈缺乏客观的认识。如果只是停留在消除症状的层面，没有对反应模式、思维方式进行干预，潜在的信念没有得以修正的话，以后生活中、工作中、学习中的任何事情都可能是再次引发"抑郁模式"的导火索，加上以往抑郁的痛苦体验，患者很容易掉入抑郁泥淖，不能自拔。

唯有看待事物的方式和情绪的反应模式都改变了，不合理的信念才能被彻底铲除，抑郁症才不容易反反复复。

问题二：抑郁症达到什么状态算是好了？

达到什么状态抑郁症才算是好了，或是达到什么样的标准才算是康复了？这是一个很好的问题。从医学角度判断，主要看患者的认知、情绪、行为是否恢复正常，伴随的躯体症状是否消除，原有社会功能或现实检验能力是否恢复。而从心灵的成长角度而言，任何一种"好"的标准，都是一种限制、一种捆绑，只会不断地引起批判和对照，令患者陷入误区，与真正的"好"背道而驰。

正如我在《战胜抑郁》这本书中所讲，"好"是一种自然而然就会清楚的状态，是不需要界定、更无法去标准化的。简单来说，当一个抑郁症患者好了、康复了，他自然会清楚，无须任何衡量的标准，就像一个食品，我们品尝后自会清楚它的味道。

后记

在没有生病之前，我的生活状态一直是固化的。

生活圈子静止。几乎不认识新朋友，和老朋友也很少联系，微信只是在扫码付款时才会打开。我时常感觉自己就是一个被世界遗忘的人。

生活压力巨大。房贷、车贷、消费贷，加上被朋友骗了钱，时刻都有"睡大街"的风险。我固化在点点滴滴绕不开的生活琐事中，固化在日复一日的竞争中，固化在麻木的身体与情绪中。

这样的我，终于还是生病了。我患上了抑郁症，在某一刻倒了下去，一病不起。从起初睡不着，到后来一直睡不着。脑子里会出现各种声音，对自己的控制力也在持续减弱，经常会不由自主地笑和哭。再之后就变得疯狂恐惧、极度沉默，连呼吸都要费尽力气。我痛苦极了，一了百了的念头在我脑中无数次徘徊。

家人问我："你究竟是怎么了？"我也想知道我究竟是怎么了。我心中满是困惑：我为什么失去了对生活的信心和兴趣，变得消极和颓废？是不是我的人生就要至此终结了？我沉浸在悲催而扭曲的境况中，感觉孤独、无助，甚至绝望。

我果断地走进了医院。

在接受治疗期间，我的爱人和医生都一直在帮我寻找答案和重建信心，让我有勇气能面对自己、剖析自己。

每一次治疗开始，我都能清晰地感觉到听诊器贴上皮肤。那一刻我总会思考，有没有一种东西像听诊器一样，贴近我心脏的瞬间，便能清楚地听到我的"心声"。

医生让我做了专业的心理测试，并针对我的情况提供了科学的治疗方法，包括心理治疗、药物治疗、生活方式改变等。心理治疗可以帮助抑郁症患者学习应对压力的技能和策略，改变消极的想法和行为模式。药物治疗可以通过改变大脑神经递质的浓度来缓解症状。生活方式改变包括坚持健康的饮食和运动，良好的睡眠习惯和正常的社交活动等，可以帮助患者增强身体和心理的抵抗力。当然，这些治疗方法的基础就是要了解自己，找到困住自己的枷锁和一切问题的源头。做自己的听诊器，才是治疗情绪疾病的根本之道。

我的爱人也给我买了不少治疗抑郁症和调节情绪的科普书，他先自己看，看完之后再一点儿一点儿地讲给我、开导我。他真的很可爱，但我只能和他说抱歉，那些大道理我一个字也不想听。道理我都懂，可我真的不快乐。

直到我来到乡下，遇见书中的"静祠"，一个隐居在山中寺院修行的人。

我慢慢发现，和她在一起我是快乐的，那是一种最简单、最质朴的快乐。我们如同两个三五岁的孩子，手拉手咿咿呀呀、蹦蹦跳跳。在她身边，我什么都不用想，只是单纯地享受快乐。

在和静祠相处的时光里，我仿佛在自然的环境中"重生"。我看见泉水冲击石头，飞溅起清澈的水花，整个世界仿佛都被包裹在一颗颗晶莹剔透的水珠之中；我听见清晨山谷里清亮悦耳的鸟鸣，如一场交响乐般令人陶醉；我闻见山野间花香四溢，感受到风温柔吹过发丝； 我望见静祠在古老的石桥下恣意跳跃，她双脚离地，跳得很高，向我挥手，那蓬勃的生命力似乎也给予我力量。当我看到、听到、闻到、感受到，并真正融入自然时，就仿佛有一道光照进了我心里。而这样的光，不正是我要寻找的吗？我着实体味到真正的快乐，慢慢地，我放松下来，感觉一天比一天好。

其实静祠也不是什么所谓的"世外高人"，她和我一样，是一个抑郁症患者，她的症状甚至比我还严重。我们在一起探讨传统的文化智慧、浅层的哲学、古老的医学，静祠还把她自己总结的一些生活经验传授给我。

现在我把自己与静祠彼此治愈的过程记录了下来，写成一个温馨的故事。其中罗列了一些非常有效的、并经过专家确认的方法，比如有氧运动、腹式呼吸、倾诉、接触大自然……希望能帮助更多与我一样深陷迷茫与困境、想要获得快乐的人。

人生就像一场修行。静祠让我的世界从单调的灰色变成了五颜六色，让我意识到抑郁不过是漫漫生命旅途之中的一粒尘埃，而不远的前方便是辽阔天空与浩瀚大海。

现在的我，只想把自己的生活过好，不再过多计较成败。在喜欢的事情中日复一日，就是最大的幸福。

我希望每一个读这本书的人，都能遇见自己的"静祠"。如果没有遇到，希望这本书能够成为你的"静祠"，为你的生活带来色彩。

简而言之，给自己一个机会重新遇见自我、发现自我。幸福与否，皆源于自身。